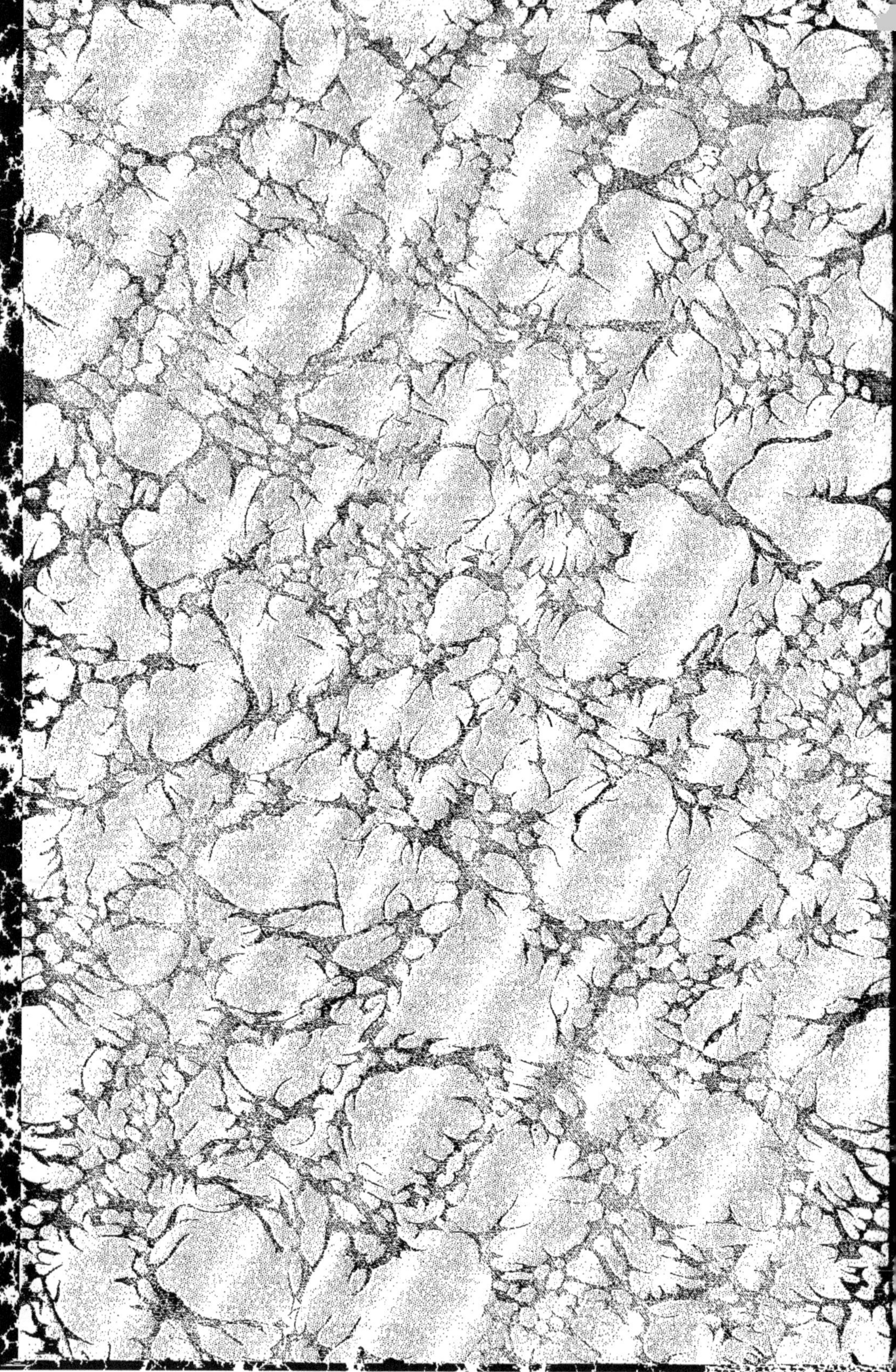

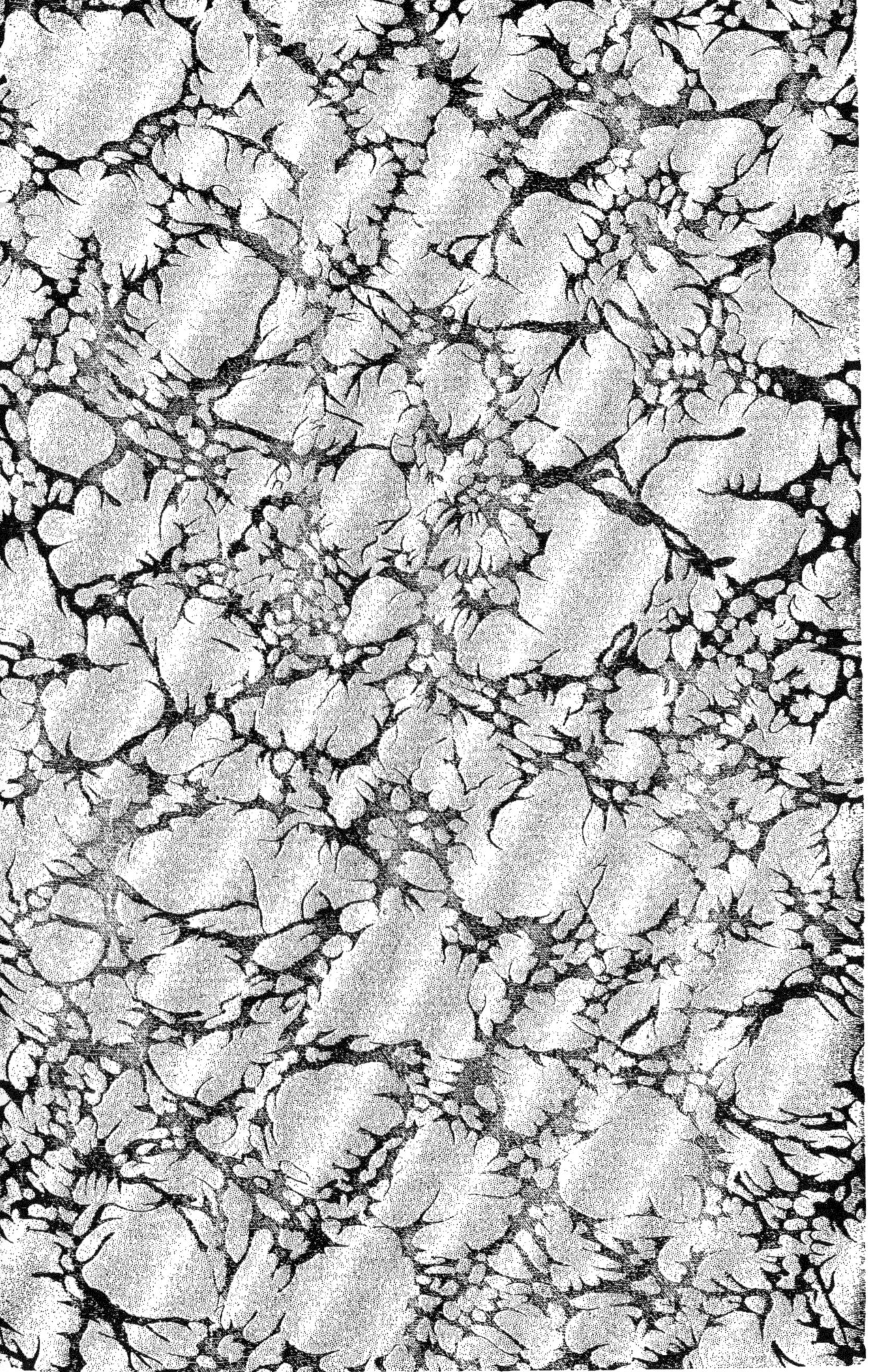

LA

CIRCONVOLUTION DE BROCA

ÉTUDE

DE

MORPHOLOGIE CÉRÉBRALE

PAR

Georges HERVÉ

Docteur en médecine,
Professeur à l'École d'Anthropologie,
Secrétaire-général adjoint de la Société d'Anthropologie de Paris.

AVEC 10 FIGURES INTERCALÉES DANS LE TEXTE
ET 4 PLANCHES COLORIÉES

PARIS

ANCIENNE MAISON DELAHAYE ET LECROSNIER
LECROSNIER ET BABÉ, LIBRAIRES-ÉDITEURS
PLACE DE L'ÉCOLE-DE-MÉDECINE

1888

LA

CIRCONVOLUTION DE BROCA

DU MÊME AUTEUR :

De l'existence d'un appendice cæcal rudimentaire chez quelques Pithéciens. (*Bull. Soc. d'Anthrop.*, 1882, p. 792.)

Anomalie du muscle biceps brachial. (*Ibid.*, 1883, p. 40.)

Anomalie de la première côte. (*Ibid.*, 1883, p. 195.)

Rapport sur le cerveau de Louis Asseline. (*Ibid.*, 1883, p. 260), avec MM. Mathias Duval et Chudzinski.

Description morphologique du cerveau d'Assézat. (*Ibid.*, 1883, p. 328), avec les mêmes.

Description morphologique du cerveau de Coudereau. (*Ibid.*, 1883, p. 376), avec les mêmes.

Le cerveau de Cuvier. (*Ibid.*, 1883, p. 739.)

Sur un monstre otocéphalien. (Comptes rendus de la Soc. de Biologie, 27 janvier 1883, p. 56), avec M. Mathias Duval.

Nouvelle communication sur un monstre otocéphalien. (*Ibid.*, 7 avril 1883, p. 253), avec M. Mathias Duval.

Sur un arrêt de développement de la face. (*Ibid.*, 15 décembre 1883, p. 617), avec M. Mathias Duval.

Note sur le squelette cartilagineux primitif de la face. (*Ibid.*, 15 février 1884, p. 62.)

Sur les vésicules séminales du Mara. (*Ibid.*, 3 mars 1884, p. 131), avec M. Mathias Duval.

Squelette a onze vertèbres thoraciques. (*Bull. Soc. d'Anthrop.*, 1886, p. 634.)

Sur un cas d'hémimélie. (*Ibid.*, 1886, p. 752.)

L'homme descend-il d'un animal grimpeur? (*L'Homme*, n° 17, 10 septembre 1886.)

Ab. Hovelacque et G. Hervé. — Précis d'Anthropologie; 1 vol. in-8° de 654 pages de la *Bibliothèque Anthropologique*; Paris, Delahaye et Lecrosnier, 1887.

LA

CIRCONVOLUTION DE BROCA

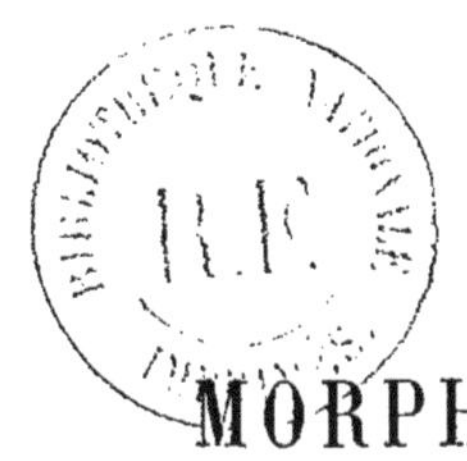

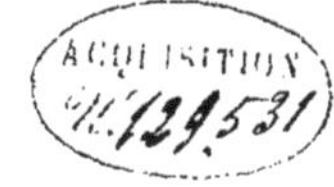

ÉTUDE

DE

MORPHOLOGIE CÉRÉBRALE

PAR

Georges HERVÉ

Docteur en médecine,
Professeur à l'École d'Anthropologie,
Secrétaire-général adjoint de la Société d'Anthropologie de Paris.

AVEC 10 FIGURES INTERCALÉES DANS LE TEXTE
ET 4 PLANCHES COLORIÉES

PARIS
ADRIEN DELAHAYE ET E. LECROSNIER, ÉDITEURS
PLACE DE L'ÉCOLE-DE-MÉDECINE

1888

A M. MATHIAS-DUVAL

Professeur à la Faculté de médecine,
Professeur à l'École d'Anthropologie,
Directeur du laboratoire d'anthropologie de l'École des Hautes-Études,
Membre de l'Académie de médecine, etc.

CHER MAITRE ET AMI,

Que votre nom, inscrit en tête de ce travail, marque la place qui est la vôtre dans ma reconnaissance et dans mon affection.

Si indignes de votre haute approbation que soient ces pages, je vous les offre, moins pour m'acquitter d'une dette qui n'est pas trop lourde à mon cœur, que parce que je puis ainsi la reconnaître publiquement.

En me prodiguant vos conseils dans la voie scientifique où je me suis engagé sous vos auspices, en m'associant à vos travaux, en me faisant une place, enfin, à côté de vous, dans la chaire illustrée par notre maître Broca, dans cette École d'Anthropologie à laquelle me rattachent mes meilleurs souvenirs, vous m'avez rendu un de ces services que l'on n'oublie pas : inestimables en ce qu'ils se traduisent, sur toute chose, par un agrandissement du champ de la pensée. Vous remercier de ce service, bien qu'il dépasse l'expression de ma gratitude, est pour moi un devoir : je saisis l'occasion qui se présente de le remplir.

Recevez, cher maître et ami, la nouvelle assurance de tout mon dévouement.

GEORGES HERVÉ.

LA

CIRCONVOLUTION DE BROCA

ÉTUDE DE MORPHOLOGIE CÉRÉBRALE

> « L'œuvre de notre espèce est de bâtir le temple de la science, et cette science embrasse l'homme et la nature..... Chacun apporte sa pierre à l'édifice, et, sa tâche faite, il disparaît. »
>
> (P.-J. Proudhon, *Œuvres complètes*, t. I, p. 14.)

Un rôle à part, dès à présent connu en ce qu'il a d'essentiel, est affecté, dans la physiologie du langage articulé, à la circonvolution inférieure du lobe frontal (troisième circonvolution frontale des auteurs). A Broca appartient la gloire de l'avoir découvert.

Il a fait plus que le découvrir : il l'a démontré. Les admirables recherches qu'il a données pour base à cette démonstration, resteront à bon titre comme des modèles du genre : elles étaient devenues classiques du vivant même de leur auteur. On n'associe pas à plus de clarté plus de rigueur, à plus de pénétration plus de méthode, à une vue plus nette des faits un plus juste discernement de leurs conséquences.

Des observations cliniques maintes fois répétées et d'un caractère univoque; des résultats d'autopsie qui, toujours identiques, les contrôlent et apportent les preuves matérielles, permettent à Broca d'affirmer qu'à la zone en question du manteau cérébral répond une localisation fonctionnelle particulière, la même chez tous les individus. A une telle nouveauté, les objections, les faits contradictoires ne manquent pas tout d'abord ; mais les objections se trouvent, en fin de compte, porter à faux et les contradictions se résolvent.

Ce n'est pas, pour Broca, la faculté générale du langage, c'est-à-dire le pouvoir que nous possédons d'établir une relation constante entre une idée et un signe (1), qui réside en ce point limité du cerveau. On sait qu'avec la mimique spontanée l'aphémique conserve d'ordinaire la possibilité d'émettre des sons inarticulés (2), soit tout le langage naturel, le langage purement animal. (Qui dit faculté générale du langage dit, au surplus, une catégorie logique, commode peut-être pour grouper sous un chef des manifestations similaires, mais qui, dans la réalité, veut être décomposée.)

Ce n'est pas davantage la faculté d'exprimer la pensée par des signes conventionnels (ce que Max Müller a nommé le langage rationnel) qui périt quand est lésée la troisième frontale. Certains aphémiques non paralysés continuent, en effet, à écrire (3).

Pas plus que la mémoire en général, la mémoire propre des mots n'est dépendante de cette circonvolution, puisque les malades frappés d'aphémie comprennent encore les paroles prononcées devant eux et que, partant, ils ont gardé le souvenir des rapports établis entre les idées et les mots (4).

Comme, d'autre part, l'abolition du langage articulé dans l'aphémie n'est la conséquence ni de l'abolition de l'intelligence, ni de la paralysie des muscles de l'articulation, on en arrive à conclure, par élimination (5), que le rôle spécial du centre encéphalique dont ce symptôme trahit le trouble, consiste uniquement dans « la faculté particulière d'exprimer les idées par l'articulation des mots », dans « la faculté coordinatrice du langage articulé (6). » L'aphémique « ne sait plus articuler. Il est revenu à l'état où il était dans sa première enfance, lorsque, comprenant déjà ce qu'on lui disait, il n'avait pas encore acquis, à la suite de tâtonnements

(1) Broca, *Bull. Soc. d'anthrop.*, 1866, p. 377.

(2) Cf. D. Bernard, De l'aphasie et de ses diverses formes, p. 180.

(3) Broca, *Eod. loc.*

(4) Id., *Bull. Soc. anatom.*, 1861, t. XXXVI, p. 330.

(5) *Ibid.*

(6) Exposé des titres et travaux scientifiques de Paul Broca ; Paris, 1868, p. 81.

infinis, l'art très compliqué de faire concourir un grand nombre de muscles à la production et à l'articulation des sons. » Et qu'on ne voie pas, dans cette aptitude acquise, la mise en jeu d'un simple pouvoir d'incitation et de coordination motrices (1) ; dans la circonvolution qui la dirige, un centre purement régulateur de mouvements, d'où serait exclu l'acte psychique.

La circonvolution dont il s'agit est le siège d'une faculté ; et, pour Broca comme pour nous, ce mot désigne, non pas une entité, mais une fonction nerveuse supérieure, inséparable de la matière en laquelle gît sa cause efficiente (2).

Or, chaque faculté a sa mémoire spéciale qui en fait partie intégrante, qui est inégalement développée dans chacune d'elles et qui n'est nullement solidaire des autres mémoires (3). Si bien qu'en définitive on est amené à regarder l'aphémie comme « la perte de la mémoire des moyens de coordination que l'on emploie pour articuler les mots (4) », et la troisième circonvolution frontale comme l'organe de cette mémoire, « celle du mécanisme compliqué de l'articulation ».

Ainsi se trouvent explicitement formulées dans l'œuvre de Broca, en ce qui touche le rôle de la troisième frontale, des conclusions qui, beaucoup plus tard, devaient être reprises, complétées et fortifiées, grâce surtout aux travaux de M. Charcot et de son école. En attribuant à la frontale inférieure la garde de la *mémoire motrice des mots* (5), ces travaux n'ont fait que confirmer les vues de Broca, émises il y aura bientôt un quart de siècle. Ces vues, sans doute, ils les ont étendues et précisées ; ils ont mis en lumière les rapports, et aussi les différences, existant entre le centre ancien et les autres centres de la parole dont la découverte ne date que d'hier. Ils ont montré que la fonction du langage

(1) Sur la non-existence de centres directement moteurs dans l'écorce cérébrale, voir : Mathias Duval, *Cours de Physiologie*, 5e édit., p. 104-105 ; Art. *Système nerveux* du Nouveau Dictionn. de méd. et de chirurgie pratiques, p. 616.

(2) *Bull. Soc. d'anthrop.*, 1861, p. 204 et *passim*.

(3) Broca, Remarques sur le siège, le diagnostic et la nature de l'aphémie ; broch. in-8 de 16 pages, 1863.

(4) Id., *Bull. Soc. anatom.*, 1863, 2e série, t. VIII, p. 169.

(5) Cf. le remarquable travail de M. le docteur Gilbert Ballet : *Le langage intérieur et les diverses formes de l'aphasie*, chap. I, IV, IX ; et Mathias Duval : L'aphasie depuis Broca (*Bull. Soc. d'anthrop.*, 1887, p. 743).

n'est pas une ; qu'elle représente, de même que chaque mot parlé, un complexus physiologique à l'établissement duquel concourent plusieurs sens et plusieurs centres cérébraux à la fois solidaires et indépendants ; que les images motrices orales — résidus déposés dans l'écorce des impressions centripètes, des sensations musculaires, vagues ou conscientes, accompagnant l'acte de la parole — que ces images peuvent être évoquées par les centres de l'audition et de la vision verbales, tout comme elles peuvent, l'éducation de la parole terminée, revivre spontanément à toute occasion. En établissant que la troisième frontale, primitivement actionnée toujours par l'ouïe, arrive à se constituer, sous l'effet d'associations dynamiques secondaires s'ajoutant aux associations anatomiques constantes, en un centre autonome de réflexes cérébraux qui fonctionne chez plusieurs d'une façon tout automatique (1), les travaux que nous rappelons ont agrandi dans une large mesure le cadre antérieur. Mais fermement tracé, pourtant susceptible d'extension, ce cadre n'a rien perdu de sa valeur première; il est demeuré intact en ses lignes essentielles. Rien de ce qui depuis y a été ajouté n'est venu effacer ce que Broca avait su y inscrire. Après comme avant, celui-ci reste l'initiateur : c'est par son nom, comme l'a écrit M. Bernard, qui a su faire bonne justice d'insoutenables prétentions élevées ailleurs par d'autres et pour d'autres (2), « que s'ouvre l'histoire authentique des localisations cérébrales ».

Un service si éclatant rendu à la science méritait d'être consacré et conservé au souvenir de tous par un signe qui restât. Déjà il est regrettable que des étrangers nous aient devancés dans l'acquittement de cette dette. Depuis longtemps, pour les anatomistes anglais, le nom de *Broca's convolution* a remplacé celui de troisième frontale. Nous serions sans excuse de ne pas les imiter. L'exemple, aussi bien, nous a été donné par une autorité que nul ne récusera. « Je ne veux pas me montrer moins Français que ne le sont les Anglais, — disait en 1876, à son cours, M. le professeur Charcot, — et je suis heureux de saisir l'occasion qui se présente de reconnaître les services signalés qu'a rendus

(1) Onimus, Du langage comme phénomène automatique et d'un centre nerveux phonomoteur (*Bull. Soc. d'anthrop.*, 1873, p. 759).

(2) *Op. cit.*, p. 38.

notre éminent collègue à la cause des localisations cérébrales (1) ». Ce jugement suffirait, s'il était nécessaire de justifier une innovation dans la nomenclature qui n'est que l'hommage légitime rendu à l'auteur d'une des plus importantes découvertes de ce temps.

Nous nous proposons, dans ce travail, de présenter de la circonvolution de Broca, spécialement envisagée ici au point de vue morphologique, une étude d'ensemble.

Aujourd'hui que la physiologie a fait son œuvre ; qu'appuyée sur l'observation du symptôme et sur les vérifications nécropsiques, elle a solidement assis ses conclusions touchant la part qui revient à ce département cérébral dans l'exécution des actes enchaînés d'où naît la parole, l'anatomie à son tour doit être consultée. Elle le sera certainement avec fruit. Déjà, en découvrant que le centre localisé de la mémoire motrice des mots a son irrigation sanguine qui lui est propre ; qu'il représente, sous le rapport de la circulation comme sous celui de la fonction, un territoire autonome (2), elle a apporté un premier fait confirmatif bien digne d'être relevé. A cette démonstration l'anatomie microscopique a, elle aussi, fourni son contingent : c'est elle qui a permis à Betz de reconnaître que, par la constitution de sa substance grise corticale, la circonvolution de Broca se range au nombre des circonvolutions à structure spéciale (3).

(1) Leç. sur les localisations dans les maladies du cerveau et de la moelle épinière, 1876-80, p. 13.

(2) Voici comment M. Charcot résume ce point d'anatomie : « L'artère sylvienne donne naissance à quatre branches principales dont la distribution a été soigneusement étudiée par M. Duret et par M. Heubner. La première (antérieure et inférieure) est désignée par M. Duret sous le nom de *frontale externe et inférieure*. C'est, à proprement parler, l'artère de la troisième circonvolution frontale. Plusieurs fois j'ai vu l'oblitération de ce seul tronc artériel produire un ramollissement limité au seul territoire de la troisième circonvolution frontale et, plus spécialement, à sa partie postérieure (*Op. cit.*, p. 69). »

(3) Betz, Quelques mots sur la structure de l'écorce cérébrale (*Rev. d'anthrop.*, 1881, p. 426). — D'après l'auteur, on discerne sur la troisième frontale trois départements qui se distinguent par la structure de leur substance corticale. Le département postérieur va de l'extrémité de la frontale ascendante à la branche ascendante de la scissure de Sylvius (il comprend donc le pied de la circonvolution). On y voit quelquefois, dans la troisième couche, des cellules pyramidales plus grandes que celles des autres circonvolutions du lobe frontal. Çà et là, surtout sur les cerveaux de sujets âgés, se trouvent des cellules gigan-

La morphologie, qui, pour d'autres régions du cerveau, a livré tant d'indications précieuses, avait ici ou jamais sa tâche à remplir. Les circonvolutions, on le sait, ne sont pas semblables sur tous les cerveaux : elles varient de forme suivant les sujets, et ces variations de leur apparence traduisent des variations correspondantes de leur étendue en surface. Si cette instabilité morphologique s'étend à la circonvolution de Broca, n'y a-t-il pas un intérêt évident à rechercher jusqu'à quel point elle en modifie le pouvoir fonctionnel ? Supposons qu'en rapprochant l'état organique des renseignements recueillis sur le dynamisme verbal, on reconnaisse que les deux termes sont unis dans chaque cas par un lien étroit : ne peut-on espérer d'acquérir de ce rapport une notion qui, érigée quelque jour en une loi univoque, permettra d'inférer du seul examen d'un cerveau le degré d'énergie phonomotrice dont il était doué ? Dans cette vue, on comparera non seulement des sujets normaux, mais encore avec ces derniers ceux dont le langage, nul ou rudimentaire, marque l'abaissement dans la hiérarchie humaine. On comparera entre eux les divers groupes ethniques, et l'homme à lui-même aux principales éta-

tesques moins grandes, qui parfois s'étendent dans le pied de la frontale ascendante. — Le département moyen (de la branche antérieure de Sylvius à l'origine de la portion orbitaire du pli) contient, dans la deuxième et la troisième couche, de petites cellules pyramidales oblongues avec des prolongements pointus très longs : ces cellules sont entassées les unes à côté des autres ; elles ont, de même que leurs prolongements, une position oblique, de sorte qu'elles sont pour ainsi dire entrelacées les unes dans les autres. — Le troisième département (inférieur) s'étend de l'extrémité de la troisième frontale, sur la convexité, au pôle de l'insula. Il contient en majorité des cellules du type de celles de la cinquième couche (cellules fusiformes spécifiques), se disposant surtout perpendiculairement sur la coupe transversale de l'écorce. On y rencontre quelquefois des cellules de la troisième couche, mais toujours très petites.

On verra que cette division, fondée sur la structure, est conforme à celle que fournit la morphologie.

Ajoutons que chez le singe, où le nombre et les dimensions relatives des couches corticales sont à peu près les mêmes que chez l'homme, la couche à grandes cellules (cellules pyramidales de Betz) est toutefois différente dans les lobes frontaux, d'après Major (*Journ. of mental science*, 1876, p. 502). Nombreuses chez l'homme et à prolongements plus multipliés, ces cellules sont rares chez le singe. Major fait cette supposition vraisemblable qu'il existe une relation entre le volume et le nombre de ces éléments dans les lobes frontaux de l'homme, et la localisation du langage articulé dans cette région du cerveau.

pes de son évolution formatrice. Il y a là un champ très vaste dont on peut se promettre, sans le voir s'épuiser, les plus riches moissons.

Mais la question étend plus loin ses aspects.

L'homme seul possède le langage articulé ; seul de tous les êtres animés, il a acquis cette supériorité, même sur ses voisins les plus proches, de pouvoir recourir à la parole pour communiquer avec ses semblables et pour exprimer sa pensée. On a cherché partout sa caractéristique, le signe qui fît éclater sans conteste sa prééminence : le voilà, il n'en est point d'autre, et des naturalistes de tendances aussi opposées que Cuvier et Huxley n'ont pu que répéter ce qu'avait dit là-dessus, il y a plus de deux mille ans, le philosophe de Stagyre.

Dès lors l'anatomie morphologique avait ici son rôle tracé d'avance. Les animaux placés dans la série tout à côté de l'homme, ceux qui le précèdent immédiatement et dont une comparaison rigoureuse décèle avec lui les profondes affinités, ces êtres qui sont sans la parole, mais dont nous sommes sûrement issus, laissent-ils apercevoir déjà sur leur fruste cerveau quelque indice de l'immense perfectionnement que réalisera dans toute sa plénitude celui de leur descendant ? A défaut de la parole, l'instrument de la parole sera-t-il saisi, au-dessous de l'homme, sous sa forme ébauchée ? Allons-nous surprendre la nature en travail, modelant sous nos yeux, par graduelles retouches, un organe suivi à travers toutes les phases de sa lente formation ? On le voit : à propos d'une question spéciale, c'est le problème du transformisme qui se pose, rien de moins ; nous n'entendons pas l'éluder.

Il est évident qu'en un tel sujet, l'essentiel était de disposer de matériaux nombreux, de documents anatomiques permettant des comparaisons étendues et suivies. Peut-être eussions-nous hésité à l'aborder si, de ce côté, nous n'eussions été immédiatement à même de pousser très loin nos recherches. De nouveau le nom de Broca revient ici sous notre plume. C'est à Broca, en effet, et à son infatigable collaborateur de la première heure, M. Chudzinski, qui poursuit seul aujourd'hui cette belle entreprise, qu'est due l'importante collection de moules cérébraux dont s'est enrichi le musée de l'Institut anthropologique. Cette collection, composée de plus de cinq cents pièces et plus complète qu'aucune autre du même genre, a servi de base à la plupart des travaux publiés en France, depuis une quinzaine d'années, sur les circonvolutions cérébrales. Elle comprend notamment toutes les variétés et surtout les anomalies du cerveau de l'homme, de nombreux moules représentant les principales phases du développement de ce cerveau, bon nombre de cerveaux de races exotiques, la série entière des cerveaux d'anthropoïdes et la plupart de ceux des autres genres simiens. Nous y avons largement puisé. Que M. Chudzinski, qui a mis à notre disposition toutes ces pièces et d'autres encore, qui, surtout, nous a prêté en toute occasion le concours de sa science si sûre et de sa haute compétence anatomique, nous permette de lui en exprimer notre bien vive gratitude.

Nous adresserons aussi nos remerciements à notre ami M. Ed. Cuyer, prosecteur à l'Ecole nationale des beaux-arts, au talent et aux soins duquel sont dues les belles planches qui accompagnent ce mémoire: elles contribueront certainement à en mettre en relief les conclusions.

Dans les chapitres qui suivent, la circonvolution de Broca sera successivement étudiée :

1° Chez l'homme, d'après le cerveau schématique;
2° Chez les Primates;
3° Chez le fœtus humain ;
4° Chez les inférieurs;
5° Chez les intellectuels.

CHAPITRE PREMIER

LA CIRCONVOLUTION DE BROCA CHEZ L'HOMME, D'APRÈS LE CERVEAU SCHÉMATIQUE

Une règle constante veut qu'en morphologie la description du type précède celle des variétés.

Nous nous conformons à ce principe en donnant pour préambule à l'étude des modalités de la circonvolution de Broca, un aperçu des caractères que revêt, sur le cerveau de l'homme en général, cette importante région du manteau. Il deviendra plus facile, après ce coup d'œil d'ensemble, de suivre à travers la série des Primates, et spécialement dans le groupe humain, le développement d'un organe dont on connaîtra les lignes fixes et la forme achevée. Laissant donc de côté pour le moment les variations individuelles, les particularités contingentes, pour ne retenir que les traits permanents, nous nous attacherons à déterminer tout d'abord les éléments communs qui, se retrouvant sinon sur tous les cerveaux, du moins sur la plupart d'entre eux, impriment à la région dont il s'agit sa physionomie caractéristique.

Par le fait même qu'au substratum commun s'ajoutent, dans chaque cas, des détails qui en modifient plus ou moins l'aspect fondamental, il va de soi que la description que nous avons en vue n'est et ne peut être qu'une description schématique, c'est-à-dire se rapportant « à un type en quelque sorte abstrait, car il n'est jamais complètement réalisé dans toutes ses parties sur un même cerveau (1) ».

On s'étonnera peut-être de nous voir adopter une marche différente de celle qui, depuis Leuret et Gratiolet, a constamment été suivie dans les recherches sur le cerveau. On sait quelle est la méthode instaurée par ces éminents anatomistes. Procédant du simple au composé, elle prend l'anatomie comparée pour guide dans l'exploration du cerveau humain, sur lequel elle démêle, au milieu

(1) P. Broca, Descript. élém. des circonvol. cérébr. de l'homme d'après le cerveau schématique (*Rev. d'anthrop.*, 1883, p. 3).

des accidents d'une morphologie éminemment complexe, le dessin régulier que lui a présenté, dégagé de toute surcharge, le cerveau simien. La suite de ce travail fera comprendre pourquoi nous ne pouvions procéder de la sorte. Nous établirons, en effet, que la circonvolution de Broca ne fait pas partie du plan primitif du cerveau des Primates; qu'elle ne représente, contrairement à une opinion qui a cours, qu'une formation surajoutée, un élément accessoire. La méthode comparative n'était donc point applicable en l'espèce, puisque son but est précisément d'éliminer les éléments additionnels qui, sur le cerveau de l'homme, masquent les lignes de l'ébauche initiale : elle ne convient qu'à l'investigation des parties cérébrales communes à tous les Primates gyrencéphales; et c'est son emploi fautif qui seul a conduit Gratiolet à admettre l'existence d'un troisième étage frontal chez les singes inférieurs. C'est à l'homme qu'il faut, en conséquence, s'adresser tout d'abord; car c'est chez lui que la circonvolution de Broca, nulle ou rudimentaire dans les autres familles des Primates, acquiert, avec son complet développement, sa véritable signification physiologique.

La détermination précise de cette circonvolution, en tant que subdivision constante des lobes frontaux de l'homme, est antérieure à la découverte de la localisation du langage : elle remonte aux premiers travaux de Gratiolet (1854). Les rares anatomistes qui, avant lui, s'étaient efforcés de débrouiller le chaos des circonvolutions, avaient entièrement passé sous silence la troisième frontale ou n'en avaient parlé que d'une manière vague et incomplète. Le mémoire de Rolando (1), par exemple, n'en fait pas mention. — Gall, qui a bien vu la forme « roulée en spirale (2) » de cette circonvolution qu'il a assez exactement figurée sur la face convexe de l'hémisphère, en a fait, d'une façon toute fantaisiste, le siège de facultés diverses, n'ayant rien de commun avec celle du langage. La partie du lobule orbitaire où il place hypothétiquement l'organe de la mémoire des mots, se trouve bien appartenir à la circonvolution de Broca, mais ne sert pas au langage. — En 1836, Cruveilhier se contente de signaler, sur la face externe du lobe frontal, des circonvolutions dirigées d'avant en arrière, au

(1) Della struttura degli emisferi cerebrali (*Mém. de l'Acad. roy. de Turin*, t. XXXV, p. 103, 1829).

(2) Anat. et physiol. du syst. nerveux en général et du cerveau en particulier, 1810-1819, atlas, pl. IV et VIII.

nombre de trois ou quatre (1). — Pour Foville (2), les circonvolutions frontales rentrent dans les circonvolutions « du quatrième ordre », les plus irrégulières de toutes.

La publication du célèbre mémoire de Gratiolet sur « les plis cérébraux de l'homme et des Primates », bientôt suivie de celle du second volume de l'*Anatomie comparée du système nerveux* (1857) qui venait terminer l'ouvrage inachevé de Leuret, marqua pour les études de morphologie cérébrale le début d'une ère nouvelle. La troisième frontale était pour la première fois nommément décrite et figurée, comme organe cérébral distinct et indépendant. S'inspirant des travaux de Gratiolet et de R. Wagner, Broca relevait l'erreur des anatomistes qui, pour avoir confondu les plis secondaires ou accessoires, qui sont variables, avec les circonvolutions de premier ordre, qui sont constantes, avaient méconnu la régularité et la fixité des circonvolutions. Un procédé de momification du cerveau par l'acide nitrique lui permettait de faire disparaître par la dessiccation, ou du moins de réduire à de simples inflexions, les plis secondaires les plus compliqués, et de mettre notamment en évidence la distinction et la disposition des circonvolutions frontales (3). Au cours de la même année 1861, la démonstration d'une relation directe et spéciale entre la faculté du langage articulé et la région limitée de l'écorce qui répond à une de ces circonvolutions, la troisième, posait avec un éclat nouveau la question, jadis si controversée, de l'existence dans le cerveau de centres fonctionnels indépendants, question que l'on avait pu croire irrémédiablement écartée par la ruine de l'école phrénologique. L'attention était désormais attirée avec insistance vers le « centre cérébral du langage », ainsi qu'une vue physiologique incomplète fit tout d'abord nommer la troisième frontale, circonvolution sur laquelle les travaux de Broca (4) et de ses élèves,

(1) Anat. descript., t. IV, p. 658.

(2) Traité complet de l'anat. du syst. nerveux cérébro-spinal, t. I, p. 191, 1844.

(3) *Bull. Soc. anatom.*, 1861, t. XXXVI, p. 350. — Cf. *Bull. Soc. d'anthrop.*, 1861, t. II, p. 196.

(4) Etude sur le cerveau du gorille (*Rev. d'anthrop.*, 1878, p. 1). — Nomenclature cérébrale (*Ibid.*, p. 193). — Le grand lobe limbique et la scissure limbique dans la série des mammifères (*Ibid.*, p. 385). — Descript. élém. des circonvol. cérébr. de l'homme (*Ibid.*, 1883, p. 1, 193, 385; 1884, p. 1).

MM. Gromier (1), Pozzi (2), Chudzinski (3), en France; ceux de Bischoff (4), de Pansch (5), de Rüdinger (6), etc., en Allemagne, sont venus apporter de nombreux et importants renseignements anatomiques que nous trouverons à mettre largement à profit dans ce mémoire et dès ce chapitre même.

La circonvolution de Broca (7) est située à la partie inférieure et externe du lobe frontal. Dans la notation introduite par Broca (8), elle se désigne en abrégé par la lettre majuscule F, qui indique le lobe auquel la circonvolution appartient, et que l'on fait suivre de l'exposant 3 (F^3), les circonvolutions longitudinales étant comptées sur chaque lobe à partir du bord sagittal de l'hémisphère.

De même que les autres circonvolutions longitudinales du même

(1) Etude sur les circonvolutions cérébrales chez l'homme et chez les singes; thèse de Paris, 1874.

(2) Art. *Circonvolutions cérébrales* du Dict. encycl. des sciences méd.; 1re série, t. XVII, p. 339.

(3) Anatomia porównawcza zwojow mózgowych; Paris, 1882.

(4) Die. Grosshirnwindungen des Menschen, mit Berücksichtigung ihrer Entwicklung bei dem Fötus und ihrer Anordnung bei den Affen (*Abhandl. der Kön. baier. Akad. der Wissensch.*, Cl. II, t. X, 2e part., Munich, 1868). — Ueber das Gehirn eines Gorilla und die untere oder dritte Stirnwindung der Affen (*Ibid.*, 1877, Sitzungsber. der math.-phys. Classe. p. 96-139).

(5) Ueber die Furchen und Windungen am Gehirn eines Gorilla (*Abhandl. aus dem Gebiete der Naturwissensch.*, herausgegeben vom *Naturwissenschaftlichen Verein zu Hamburg-Altona*, 1876, p. 20). — Die Furchen und Wülste am Grosshirn des Menschen, zugleich als Erläuterung zu dem Hirnmodell, 1879.

(6) Ein Beitrag zur Anatomie des Sprachcentrums (*Beiträge zur Biologie*, als Festgabe dem Anatomen und Physiologen Th. L. W. von Bischoff zum fünfzigjährigen medicin. Doktorjubiläum gewidmet von seinen Schülern; Stuttgart, 1882, p. 135).

(7) *Synonymie*: Troisième circonvolution frontale (Broca, Pozzi);
Première (Meynert);
Etage frontal inférieur, ou premier; pli surcilier (Gratiolet);
Infero-frontal gyrus (Huxley);
Inferior frontal gyrus (Turner);
Broca's convolution (auteurs anglais);
Gyrus frontalis tertius seu inferior (Ecker);
Unterer gyrus frontalis (Huschke, Henle);
Dritte Stirnwindung, dritte Stirnwindungsgruppe (Bischoff);
Gyrus frontalis inferior seu tertius; Lobulus frontalis inferior (Pansch).

(8) Nomenclature cérébrale (*Rev. d'anthrop.*, 1878, p. 193).

lobe, celle de Broca comprend deux *étages* : elle se réfléchit, en effet, sur l'extrémité antérieure de l'hémisphère, pour passer de la face convexe à la face inférieure du lobe frontal.

Des deux étages en question, le supérieur, ou *étage métopique* (1) (de μέτωπον, front), est recouvert par la voûte du crâne. Il appartient à la convexité de l'hémisphère et correspond à la région inférieure et latérale du frontal, en empiétant en arrière sur la loge pariétale, au niveau du ptérion (2). Sa largeur est ordinairement de 2,5 à 3 centimètres. — L'étage inférieur repose sur la voûte de l'orbite et prend part à la formation du lobule orbitaire : il mérite donc le nom d'*étage orbitaire*. — Comme l'indique le mot étage (3), ces deux portions de la circonvolution sont superposées, l'une étant située au-dessus, l'autre au-dessous du prolongement antérieur du centre ovale de Vieussens.

La portion métopique chemine d'arrière en avant et de haut en bas, à partir de la frontale ascendante, et gagne le bord surcilier du lobe en passant sur l'extrémité antérieure du centre ovale. Dans cette partie initiale de son trajet, F^3 longe par son bord inférieur la scissure de Sylvius, dans une étendue de 4 à 5 centimètres, et concourt à recouvrir l'insula dont elle déborde la région antéro-supérieure. Situé au voisinage presque immédiat de la face inférieure de l'hémisphère, tout cet étage est peu visible lorsqu'on regarde le cerveau par la *norma verticalis* : pour l'apercevoir avec netteté, il faut examiner celui-ci de profil.

Parvenue à la base du front, au-dessus de l'extrémité antérieure du lobe temporal, la circonvolution se réfléchit sur le centre ovale, au-dessous duquel elle se continue par un coude brusque avec la troisième circonvolution orbitaire (Fo^3).

Celle-ci n'est autre que le prolongement de F^3, dont elle forme l'étage inférieur ou orbitaire. Cette portion réfléchie se dirige de

(1) *Synon.* : Portion dorsale (Schwalbe); Gyrus transitivus (Huschke, Henle).

(2) Pour la topographie cranio-cérébrale précise, voir : Broca, Sur la topogr. cran.-cérébr. (*Rev. d'anthrop.*, 1876, p. 193, 242) ; Pozzi, Dict. encyclop. des sciences méd., art. *Crâne*, p. 435 ; Des localis. cérébr. et des rapports du crâne avec le cerveau, au point de vue des indications du trépan (*Arch. génér. de Méd.*, 1877, p. 445).

(3) L'acception en est ici topographique, et non anatomique comme dans la nomenclature de Gratiolet, où il était synonyme de pli ou de circonvolution. Broca a fait justement remarquer que, dans cette dernière acception, il est inexact, les circonvolutions frontales n'étant nullement superposées.

dehors en dedans et quelque peu d'avant en arrière, de manière à aller aboutir à la vallée de Sylvius, non loin de l'extrémité interne de cette dépression, en un point que nous précisons plus loin. Dans cette seconde partie de son parcours, F^3 côtoie tout le temps l'anfractuosité sylvienne, qu'elle limite immédiatement en avant.

La circonvolution de Broca s'étend donc de l'extrémité inférieure de la circonvolution frontale ascendante, où se place son origine ou sa *racine*, à la partie postéro-interne du lobule orbitaire, où se fait sa terminaison. L'intervalle entre ces deux points ne mesure en distance rectiligne que 4 à 5 centimètres; mais la longueur réelle de la circonvolution est beaucoup plus grande, à raison des nombreuses inflexions, pressées les unes contre les autres, qu'elle décrit entre ses deux extrémités.

Le nombre et la disposition de ces plis secondaires varient. Quelques-uns, cependant, offrent dans leur situation relative, et jusqu'à un certain point dans leur forme, une réelle fixité : ce sont eux qui déterminent la contexture générale de la région, et, à ce titre, ils méritent de nous arrêter. Mais avant de décrire la circonvolution elle-même, il convient, conformément à une méthode dont de nombreux travaux ont fait reconnaître les avantages en morphologie cérébrale (1), d'en déterminer tout d'abord les limites. Cette méthode s'impose d'autant plus ici que la scissure de Sylvius, qui forme la limite inférieure de F^3, peut en être considérée en quelque sorte comme le squelette, et doit servir de pivot à toute la description. C'est, nous le verrons, sur les branches que cette scissure envoie dans l'épaisseur de la circonvolution que s'établissent les plis d'inflexion principaux qui donnent à cette dernière son aspect particulier.

Nous suivrons les limites de F^0 successivement sur l'étage métopique et sur l'étage orbitaire.

Sur l'étage métopique, elle présente à considérer un bord supérieur et un bord inférieur.

Le *bord supérieur* se trouve embrassé dans la courbe assez fortement concave que décrit le bord externe de la deuxième frontale. Un sillon longitudinal, long de 2,5 à 5 centimètres, sépare ces deux bords : c'est le *second sillon frontal* (Broca), f^2 (2).

(1) Cf. *Rev. d'anthrop.*, 1883, p. 21.

(2) *Synonymie* : Scissure frontale inférieure ou surcilière (Pozzi); Sillon inféro-frontal (Huxley); Sulcus frontalis inferior (Ecker).

Le professeur Pansch (de Kiel) réunit ce sillon à la partie inférieure du sillon prérolandique (entre la racine de F^3 et celle de F^2) pour en former un sillon unique, et il décrit l'ensemble ainsi arbitrairement obtenu sous les noms de *sulcus frontalis*, premier sillon primaire longitudinal (*erste radiäre Primärfurche*), sillon frontal primaire (*primäre Stirnfurche*) (1). D'après lui, le *sulcus frontalis* représenterait un des sillons primaires ou typiques du cerveau : il en fait l'équivalent du sillon pariétal, et l'homologue à la fois du sillon courbe (sillon courbe frontal) et du sillon rectiligne (sillon rostral) qui, sur le cerveau du fœtus, au moment de l'apparition des circonvolutions, et sur celui des Pithéciens, se dessinent à la surface du lobe frontal (2). Il y a là une regrettable confusion. Quand nous discuterons plus loin la question des homologies de ces sillons frontaux, nous établirons que f^2 ne prend aucune part à leur constitution, et cela par une raison péremptoire : c'est qu'il n'existe ni chez les singes inférieurs, ni chez le fœtus au début du développement. Nous verrons que le sillon rostral, en particulier, doit être recherché chez l'adulte notablement plus haut sur le lobe frontal. Si le rostral est, en effet, un sillon primaire, telle n'est aucunement la valeur du second sillon frontal. Il s'agit là, au premier chef, d'un sillon secondaire ou accessoire (*Nebenfurche*) ; et tout ce que l'on peut accorder à Pansch, c'est que ce sillon émane bien, comme le prouve l'étude du développement, du sillon prérolandique, dont il représente une simple bifurcation.

Par son extrémité postérieure, f^2 se jette à angle droit dans ce dernier sillon. De cette origine, il se dirige d'arrière en avant et de haut en bas, parallèlement au bord supérieur de F^3. Il se termine en avant du coude de l'anfractuosité de Sylvius, à la limite du lobule orbitaire, par une extrémité incurvée de haut en bas. Comme l'a remarqué Pozzi, « cette courbure est due à l'exubérance des plis accessoires envoyés sur le lobule par la racine externe de la deuxième circonvolution frontale » : expansion qui, empêchant f^2 de passer de la face convexe à la face inférieure de l'hémisphère, le force à se dévier de sa direction primitive, pour

(1) Die Furchen und Wülste am Grosshirn des Menschen, p. 16.

(2) « Beim Affenhirn scheint diese Furchung ihr Homologon zu haben nicht nur in der typisch gebogenen Stirnfurche, sondern auch zugleich in der vor und unter ihr gelegenen gestreckten Furche. » *Op. cit.*, p. 17.

s'infléchir le long du bord supérieur de l'anastomose qu'elle jette à ce niveau entre F^2 et F^3.

Bien que le second sillon frontal soit remarquable en général par la netteté de son tracé, il est rare qu'il offre un parcours ininterrompu (1). Presque toujours il est traversé, dans sa partie moyenne, par un pli d'anastomose plus ou moins transversal et le plus souvent superficiel, qui le divise en deux portions : l'une, postérieure, comprise entre ce pli et le sillon prérolandique dont elle émane, suit une direction à peu près antéro-postérieure; l'autre, antérieure, s'infléchit de haut en bas et gagne le bord sourcilier, sur lequel, ainsi que nous l'avons vu, elle semble s'arrêter. Mais il n'y a là qu'une interruption et tout à l'heure nous retrouverons f^2 sur la face orbitaire.

De ce sillon émanent, en différents points, d'assez nombreux prolongements qui entament plus ou moins obliquement les bords des deux circonvolutions adjacentes, et pénètrent, sous forme d'incisures continues, entre les méandres de ces circonvolutions.

D'ailleurs, le second sillon frontal est loin de se présenter sous un type uniforme. Il peut être tantôt plus court, tantôt plus long, d'une seule venue ou constitué par une série d'incisures isolées, plus ou moins oblique en haut ou en bas, tout à fait irrégulier et entrecoupé, voire presque complètement absent dans certains cas anormaux (2).

Sa profondeur, variable aussi, est ordinairement d'un peu moins d'un centimètre.

Le *bord inférieur* de F^3, sur la convexité de l'hémisphère, concourt à limiter la scissure de Sylvius. Il forme en avant la marge supérieure de cette scissure, marge que complète en arrière le bord inférieur des circonvolutions rolandiques et de la seconde pariétale. On remarque, sur ce bord fronto-pariétal de la scissure, des incisures qui en occupent toute l'épaisseur. Sur la partie frontale, il y en a tantôt une, tantôt deux, auxquelles leur situation, leurs rapports et leur constance méritent une attention particulière : elles sont connues sous le nom de *branches antérieures de la scissure de Sylvius*. C'est à Broca que l'on doit d'en avoir signalé toute l'importance et mis en relief le rôle prépon-

(1) En fixant aux deux tiers environ le nombre des cas où ce sillon est continu, M. Pozzi (*Op. cit.*, p. 353) nous paraît être tombé sur une série particulièrement favorable.

(2) Cf. Pansch, *Op. cit.*, pl. III, fig. 17.

dérant dans la constitution de la troisième frontale (1). Nous n'avons rien à ajouter à la description très complète qu'il en a donnée, et que nous suivrons ici.

Les deux branches en question sont : 1° la *branche horizontale* ou branche horizontale antérieure ; 2° la *branche ascendante* de la scissure de Sylvius. Dans la notation de Broca, la première se marque S'' ; la seconde, *s*.

1° La branche horizontale naît de l'extrémité externe de la vallée de Sylvius, très près par conséquent de l'entrée de la scissure de même nom, au niveau du bord antérieur du premier pli de l'insula, et un peu au-dessus du *pli falciforme* étendu de la première circonvolution temporale à la troisième circonvolution orbitaire. D'une longueur assez variable, elle mesure généralement deux centimètres ; mais, tandis que dans certains cas elle se réduit de moitié, dans d'autres elle atteint jusqu'à quatre centimètres. Elle se porte horizontalement en avant dans la circonvolution de Broca, dont elle comprend toute l'épaisseur : elle est donc très profonde et communique directement avec le fond de la scissure de Sylvius, c'est-à-dire avec la fosse sylvienne. Située à l'union de la face convexe et de la face orbitaire du lobe frontal, c'est elle qui établit la limite entre l'étage supérieur et l'étage inférieur de F^3; elle est presque toujours visible sur la convexité de l'hémisphère. Ordinairement simple, elle se termine quelquefois par une courte bifurcation.

2° La branche ascendante naît du bord supérieur de la scissure de Sylvius, à quatre ou cinq millimètres au-dessus de la branche horizontale, quelquefois au même niveau, de manière à former avec celle-ci une sorte de V. Parfois même toutes deux partent d'un pied commun, qui, plus haut, se bifurque en Y. Elle se dirige en haut et en avant, suivant une ligne qui correspond assez exactement au trajet de la suture coronale. Cette seconde branche est à peu près de même longueur que la précédente, souvent plus longue. Pénétrant comme celle-ci dans la circonvolution de Broca, elle a même profondeur et mêmes connexions. Le nom de branche ascendante, sous lequel elle est depuis longtemps décrite, lui convient parfaitement ; mais il est inexact de la nommer branche antérieure, comme on le fait souvent, puisque nous venons de voir que la scissure de Sylvius a deux branches

(1) *Rev. d'anthrop.*, 1878, p. 20, 230; 1883, p. 25.

antérieures, et que, des deux, celle qui est vraiment antérieure par rapport à l'autre n'est pas l'ascendante.

La branche horizontale est absolument constante chez l'homme. L'ascendante est à peu près constante. « Les cas où elle manque, écrit Broca, peuvent être considérés comme anormaux, car ils sont tout à fait exceptionnels, et ils s'observent pour la plupart

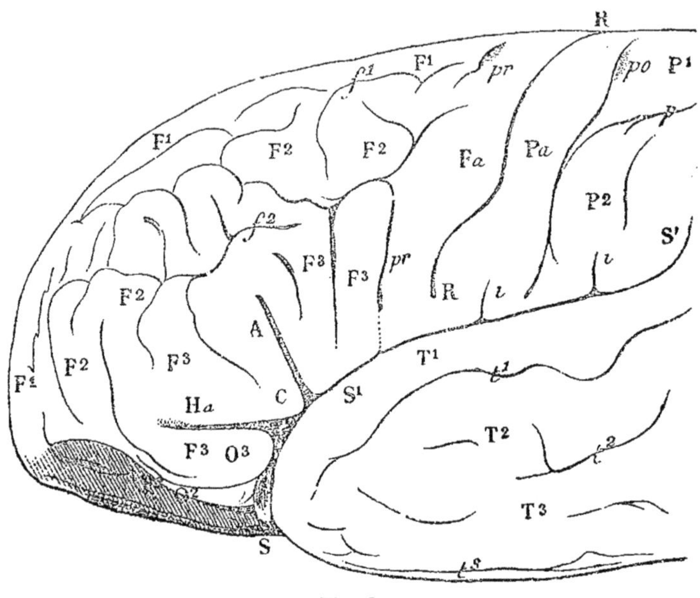

Fig. 1.
Les deux branches antérieures de Sylvius : *Ha*, branche horizontale ; *A*, branche ascendante ; *C*, le *cap* (d'après Broca, *Mém. d'Anthrop.*, t. V, p. 623).

(non tous cependant) sur des cerveaux d'imbéciles, d'idiots ou de microcéphales ; mais, même sur ces cerveaux imparfaits, l'existence des deux branches antérieures de la scissure de Sylvius est la règle la plus ordinaire ». Lorsque ces deux branches existent, elles interceptent, en s'écartant l'une de l'autre sous un angle plus ou moins aigu, une petite portion de F^3 comprenant toute l'épaisseur de la circonvolution. Il en résulte une espèce de petit lobule, de forme triangulaire, aboutissant par son sommet à la scissure de Sylvius, dans laquelle il fait saillie à la façon d'un promontoire qui s'avance dans le lit d'un cours d'eau : d'où le nom de *cap de la troisième circonvolution frontale* que lui a donné Broca.

Cette disposition des deux branches antérieures de la scissure de Sylvius, d'une si remarquable constance sur le cerveau de l'homme, est la conséquence du grand développement qu'y acquiert la circonvolution de Broca. A ces deux branches s'attache, en effet, la même signification. « Ce sont des anfractuosités produites sur le bord d'une circonvolution qui se replie deux fois sur elle-même en formant deux méandres ; ce sont donc en réalité des incisures ; mais elles ne doivent pas être confondues avec les incisures ordinaires, car elles ont l'importance des caractères typiques. C'est par elles qu'on apprécie le mieux le perfectionnement du cerveau dans les rangs les plus élevés de la série des Primates, car leur formation est due à l'allongement de la troisième circonvolution frontale, qui, devenue plus longue que la région qu'elle occupe, se replie en décrivant un ou deux méandres (Broca). »

L'étage orbitaire de la circonvolution est également limité par deux bords : l'un antérieur, l'autre postérieur.

Le *bord postérieur*, à peu près transversal, suit une légère dépression qui correspond au bord antérieur de l'espace perforé et de la vallée de Sylvius. Etendu de l'entrée de la scissure de Sylvius à l'extrémité postérieure du sillon olfactif, il forme la presque totalité du bord postérieur du lobule orbitaire, et continue sur l'étage inférieur le bord inférieur de l'étage métopique. Il est longé par la racine olfactive externe.

Le *bord antérieur* est plus compliqué. Il se compose dans la plupart des cas de deux portions distinctes et séparées, dont l'ensemble figure une sorte d'accent circonflexe auquel on peut décrire une branche externe, à peu près antéro-postérieure, et une branche interne, à peu près transversale, qui ne se rejoignent pas tout à fait au sommet, dirigé en arrière et en dehors, de l'angle qu'elles limitent.

La branche externe est formée par un sillon que l'on peut dire constant : c'est le *sillon orbitaire externe* (1), ou second sillon or-

(1) Ce sillon, qui a donné lieu de la part de Pansch à une grave erreur que nous signalons plus loin, a véritablement joué de malheur quant à son interprétation. M. Benedikt, qui le confond sous le nom d'*aüssere Orbitalfurche* avec l'incisure en H (*Anatomische Studien an Verbrecher-Gehirnen*, p. 10, 106 et suiv.) et le décrit comme une troisième branche de la scissure de Sylvius, avec laquelle pourtant il ne communique pas, a voulu le retrouver chez les mammifères inférieurs.

bitaire, second sillon orbito-frontal (*fo*²). Situé à la partie externe du lobule orbitaire, il fait pendant au sillon olfactif (premier sillon orbitaire ou orbito-frontal, *fo*¹), et établit à ce niveau la démarcation entre la portion réfléchie de la seconde et celle de la troisième circonvolution frontale (seconde et troisième circonvolution orbitaire). Sa longueur est très variable : il mesure de 15 à 30 millimètres. Il se dirige d'avant en arrière, en décrivant une courbe à convexité interne. Son extrémité antérieure s'avance plus ou moins loin, suivant la longueur du sillon : elle se place généralement vis-à-vis de l'extrémité antérieure du second sillon frontal, dont elle reste séparée par le pli d'anastomose surcilier entre F^3 et F^2 ; mais quelquefois elle la dépasse et remonte jusque sur la convexité du lobe, en entamant la seconde circonvolution frontale. Il est toutefois évident, malgré l'interruption que détermine l'anastomose susmentionnée, que le second sillon orbitaire représente le prolongement du second sillon frontal qu'il continue sur le lobule orbitaire, comme son pendant, le sillon olfactif, y continue le sillon f^1 de la face convexe, dont il est de même séparé en avant par un pli d'anastomose superficiel (entre F^1 et F^2). Dans certains cas très rares où l'anastomose F^3-F^2 devient profonde, cette continuité est manifeste.

Par son extrémité postérieure, le sillon fo^2 irait se jeter, au dire de presque tous les auteurs, dans la vallée de Sylvius, au voisinage du coude qui donne accès dans l'élargissement externe de cette vallée (fosse de Sylvius). Cela n'est pas exact, du moins dans la majorité des cas. Il y a là un point sur lequel nous ne saurions trop insister; car, de ce détail en apparence insignifiant, dépend en réalité la rectification de l'idée tout à fait erronée qui a cours, relativement aux limites et connexions antérieures de F^3, ainsi qu'au mode de terminaison des circonvolutions frontales en général. Un examen attentif montre que fo^2 n'aboutit pas en arrière à la vallée de Sylvius ; son extrémité en reste séparée par un pli d'inflexion étroit, qui forme, du côté de l'entrée de la fosse sylvienne, la marge du lobule orbitaire. On verra tout à l'heure l'importance de ce pli. Il peut y avoir parfois apparence de com-

Il considère comme tel chez les carnassiers (*Ibid.*, p. 128) l'anfractuosité que Broca (*Rev. d'anthrop.*, 1878, p. 406 et suiv.) a démontré être la scissure de Rolando. Nous verrons que le sillon orbitaire externe n'apparaît qu'à partir du gibbon ; il n'existe pas encore chez les singes inférieurs, à plus forte raison au-dessous d'eux.

munication entre *fo*² et la vallée de Sylvius; mais cette communication est alors toute superficielle: l'extrémité postérieure du sillon ne coupe pas l'épaisseur entière du pli limitrophe.

La branche interne du sillon circonflexe qui forme la limite antérieure de Fo³, est constituée par la branche transversale et le jambage postérieur des deux branches longitudinales de l'*incisure en* H. Cette incisure, qu'à tort on a rapportée tout entière à la face inférieure de la seconde frontale, participe en réalité du caractère des sillons, puisque, par sa branche transversale, elle sépare deux circonvolutions. Toute la partie du lobule orbitaire située en arrière de cette anfractuosité et entre les deux jambages postérieurs de l'H, appartient à la troisième frontale. Les branches longitudinales décrivant le plus souvent des courbes plus ou moins fortes qui se regardent par leur convexité, de la réunion de leurs jambages postérieurs avec la branche transversale résulte un sillon curviligne et transversalement dirigé dans son ensemble, sillon qui embrasse Fo³ dans la concavité de sa courbe ouverte en arrière. Il sera toujours aisé à retrouver, ou tout au moins à reconstituer, au milieu des variétés assez nombreuses que présente l'incisure en H : le sommet de sa courbe est toujours à la jonction, réelle ou virtuelle, des deux branches longitudinales postérieures de l'H. La branche transversale de ce sillon en H correspond à la portion la plus excavée du lobule orbitaire, un peu plus près du bord postérieur que du bord antérieur de ce lobule (1).

Il arrive souvent qu'au niveau de leur étage orbitaire la seconde et la troisième frontale manifestent un développement inverse dans le sens transversal, l'une s'élargissant aux dépens de l'autre. On note alors la fusion, du moins apparente, du sillon orbitaire externe et de la branche externe de l'incisure en H, lesquels se superposent. Lorsque c'est la circonvolution de Broca qui empiète sur Fo², *fo*², refoulé en dedans, concourt à former l'incisure; dans le cas contraire, la branche externe de l'H élargi prend la place de *fo*². Dans les deux cas, le résultat est le même: le sillon orbitaire externe semble manquer.

De la direction relative des deux sillons qui marquent sur le lobule orbitaire la limite de F³, il résulte que la circonvolution répond d'abord, lorsqu'elle aborde le lobule, à son côté externe

(1) *Rev. d'anthrop.*, 1884, p. 10.

(en formant le quart postérieur environ du bord surcilier), puis qu'elle en longe le bord postérieur, dont elle constitue la presque totalité.

Connaissant maintenant ses limites, nous allons pouvoir suivre la circonvolution elle-même et étudier, dans leur forme et leurs connexions, les diverses parties dont elle se compose.

Nous avons vu ce pli longer d'abord par son bord inférieur la scissure de Sylvius, en contribuant à former, au-dessus de l'insula, l'opercule de Reil; puis, parvenu au-dessus de la partie antérieure du lobe temporal, se réfléchir pour passer sur le lobule orbitaire. Il présente donc à considérer successivement deux régions : 1° une région supérieure ou métopique; 2° une région inférieure ou orbitaire.

1° *Région supérieure ou métopique.* — Comprise entre la circonvolution frontale ascendante et la branche horizontale de la scissure de Sylvius, elle doit être elle-même subdivisée en deux portions très distinctes: l'une, postérieure, qui s'étend du point d'origine de la circonvolution à la branche ascendante de la scissure de Sylvius; l'autre, antérieure, occupant l'intervalle entre la branche ascendante et la branche horizontale.

La première portion constitue ce qu'avec Broca, Pozzi et la plupart des anatomistes français, nous appellerons le *pied* de la circonvolution; elle en comprend le tiers ou les deux cinquièmes postérieurs. Il est aujourd'hui démontré que c'est cette portion seule, comme l'avait admis Broca, qui est le siège de la mémoire motrice des mots. Sa lésion, du côté gauche chez les droitiers, du côté droit chez les gauchers, entraîne constamment l'aphémie ou aphasie motrice. Le centre en question se trouve inscrit dans un espace quadrilatère haut de 3 à 4 centimètres, large de 25 à 35 millimètres, compris entre la branche ascendante de la scissure de Sylvius, la scissure de Rolando, le deuxième sillon frontal et la scissure de Sylvius (1).

Cette première portion de F^3 naît du pied de la frontale ascendante, sur le bord supérieur de la scissure de Sylvius, par une racine ordinairement profonde et très courte qui se porte d'abord en bas et un peu en avant; elle se réfléchit presque immédiatement

(1) Cf. Broca, *Rev. d'anthrop.*, 1876, p. 244.

de bas en haut, en embrassant dans sa courbe à concavité supérieure l'extrémité inférieure du sillon prérolandique qu'elle sépare de la scissure de Sylvius. On voit dans quelques cas cette racine, double à son origine, se rattacher au pied des deux circonvolutions ascendantes. Ces connexions permettent d'expliquer les faits de monoplégie associée de la parole et de la face (le centre des mouvements de la face paraissant correspondre à l'extrémité inférieure de la frontale et de la pariétale ascendante) : faits dans lesquels un foyer de ramollissement cortical occupant du côté gauche le pied des circonvolutions rolandiques et l'origine de F^3, se manifeste par de l'aphasie motrice accompagnée d'hémiplégie faciale droite.

Après s'être réfléchi comme il vient d'être dit, le pied de la circonvolution remonte jusqu'au sillon f^2, parallèlement au bord antérieur de la frontale ascendante, sous la forme d'un pli étroit et allongé de bas en haut, d'ailleurs sujet à beaucoup varier dans sa configuration. Il peut se rétrécir au point de se cacher presque entre la frontale ascendante et la portion suivante de F^3 (le cap); d'autres fois, au contraire, il s'élargit de manière à constituer un petit lobule irrégulièrement quadrilatère, à la surface duquel se voient une ou plusieurs fossettes. Dans une autre variété beaucoup plus rare, le pied est double : de son extrémité supérieure ou de son extrémité inférieure part un second pli, formant avec le premier un méandre allongé qui s'incurve à concavité inférieure dans le premier cas (V. pl. IV, fig. 1), supérieure dans le second. La seconde branche de ce méandre descend ou remonte parallèlement à la première pour aller joindre le cap. Entre les deux branches s'insinue une longue incisure presque verticale, émanant soit de la scissure de Sylvius, soit du sillon f^2.

Au-dessus de son point d'implantation, le pied de la circonvolution de Broca est séparé de la frontale ascendante par la partie inférieure du sillon prérolandique, laquelle s'étend en bas jusqu'au voisinage de la scissure de Sylvius, en entamant plus ou moins profondément la racine de F^3. Le prolongement qu'envoie le sillon sur la racine n'occupe d'ordinaire qu'une partie de sa largeur, et s'arrête à quelques millimètres au-dessus de la scissure de Sylvius; mais, sur quelques cerveaux, le sillon s'étend un peu plus bas, jusque sur la marge supérieure de la scissure qu'il rejoint par un prolongement superficiel. A ne considérer que les apparences, il semble alors que le sillon soit une branche émanée de la scissure de Sylvius: quelques auteurs l'ont en effet regardé comme tel, et l'ont décrit comme la branche ascendante de Sylvius. Cette détermination est notamment celle du professeur W. Turner (d'Edimbourg) (1). Les anatomistes qui l'ont adoptée, ne retrouvant pas sur la plupart des cerveaux cette prétendue branche ascendante, ont admis qu'elle n'était pas constante. Nous savons que la branche sylvienne ascendante est au contraire constante, mais qu'elle est située beaucoup plus en avant, très près de la branche horizontale. En réalité, le prolongement du sillon prérolandique ne comprend jamais toute l'épaisseur de la racine de F^3 ; il n'entame que dans sa couche superficielle la marge de la scissure, sans jamais communiquer avec le fond de cette anfractuosité, dont il ne saurait par suite être considéré comme une émanation. « Le prolongement dont il s'agit n'est qu'un plissement *superficiel* de la racine de la troisième circonvolution frontale (2) » (Broca).

Un peu avant de se continuer avec la portion suivante, le pied envoie à la seconde frontale un pli d'anastomose presque toujours superficiel.

La portion antérieure de F^3, sur l'étage métopique, est comprise entre les deux branches antérieures de la scissure de Sylvius : c'est le cap, déjà nommé. Par sa forme qui permet de la reconnaître facilement sur tous les cerveaux, cette petite région est extrêmement caractéristique. Pour en saisir la configuration, on peut se représenter la circonvolution de Broca comme décrivant sur la convexité de l'hémisphère une M dont les angles seraient arrondis. Le pied et l'origine de la portion orbitaire figureraient les branches terminales de la lettre ; le cap serait formé par les branches intérieures, inclinées l'une sur l'autre en manière de V. Le pli flexueux qui constitue ce petit lobule s'infléchit à son origine sur le sommet de la branche ascendante, et à sa terminaison sur le sommet de la branche horizontale de Sylvius, en décrivant chaque fois un arc à convexité supérieure par lequel il se continue en arrière avec le pied (3), en avant avec la portion orbi-

(1) The Convolutions of the Human Brain (*Edinburgh Med. Journ.*, vol. XI, part. II, 1866, p. 1108).

(2) *Rev. d'anthrop.*, 1878, p. 19. — Cf. Bischoff, Ueber die Grosshirnwindungen des Menschen, p. 19, 27. Ueber das Gehirn eines Gorilla, p. 112.

(3) C'est cette continuité avec le pied qu'a en vue M. Mathias Duval

taire de la circonvolution. Dans l'intervalle des deux branches, il se replie sur lui-même en une sorte de boucle dont le sommet (l'angle inférieur de l'M), dirigé en bas et en arrière, répond à la scissure de Sylvius. Entre les deux chefs de la boucle (branche postérieure et antérieure du cap), et s'avançant jusqu'à quelques millimètres de son sommet, pénètre une longue et profonde incisure émise par le second sillon frontal. Cette incisure, remarquable par sa constance, occupe à peu près le milieu du cap.

Broca, qui le premier a fait connaître la morphologie, toujours identique à elle-même, de cette petite région et l'a rattachée à l'apparition de la double branche antérieure de Sylvius, est le premier aussi qui ait reconnu la signification des caractères qu'on y observe, et qui en ait montré toute la valeur. Correspondant à l'acquisition d'une fonction cérébrale nouvelle, ces caractères méritent au plus haut point le double titre de caractères d'évolution et de perfectionnement (1). Ce sont des caractères d'évolution, puisque visibles en partie déjà chez les anthropoïdes, comme nous le démontrerons, ils ne se réalisent toutefois d'une façon complète que sur le cerveau de l'homme; ce sont des caractères de perfectionnement, puisqu'ils sont en rapport avec l'augmentation du volume du cerveau et du nombre de ses circonvolutions.

« Le volume et la forme du cap sont peu variables; toutefois il est plus ou moins aigu suivant que les deux branches qui le limitent naissent plus ou moins près l'une de l'autre. Ordinairement elles sont séparées à leur origine par une distance de 4 à 5 millimètres seulement, alors le sommet du cap est quelque peu arrondi; quelquefois la distance est plus grande et le sommet s'élargit en proportion; mais quelquefois aussi cette distance est nulle; les deux branches, quoique divergentes, se confondent à leur origine, avant de se séparer; leur ensemble présente la forme d'un Y à courte queue, et le cap se termine en pointe. Cette forme en Y s'observe surtout sur les cerveaux peu riches en circonvolutions (2) ».

lorsqu'il dit que « la circonvolution de Broca forme à sa partie postérieure une sorte de pli courbe qui entoure la courte branche antérieure (la branche ascendante) de la scissure de Sylvius. » Avec quelques auteurs, il donne à cette partie courbe le nom de *pli sourcilier* (Art. *Syst. nerv.* du Nouv. Dictionn. de méd. et de chirurgie pratiques, p. 450).

(1) Cf. Broca, *Mémoires d'anthrop.*, t. III, p. 191, 225.

(2) Id., *Rev. d'anthrop.*, 1878, p. 20.

Presque toujours on voit l'une ou l'autre branche du cap, et souvent l'une et l'autre, envoyer à F^2 une anastomose superficielle qui interrompt la continuité du second sillon frontal.

2° *Région inférieure ou orbitaire.* — Son origine répond à l'inflexion que décrit la branche antérieure du cap au-dessus de la branche horizontale de Sylvius. A ce niveau, la circonvolution appartient encore à la convexité de l'hémisphère. Après s'être infléchie, elle marche parallèlement à la branche susnommée qu'elle limite en avant, pour rejoindre en droite ligne la scissure de Sylvius, au voisinage de laquelle elle envoie à F^2 un pli d'anastomose plus ou moins large. C'est ce pli constant, mais non toujours superficiel, qui arrête en avant le second sillon frontal; il correspond à la partie externe du bord surcilier du lobe frontal; le sillon orbitaire externe le limite en avant.

La plupart des auteurs qui ont écrit sur la morphologie des circonvolutions, ont admis que la circonvolution de Broca se terminait en ce point; c'est-à-dire qu'après avoir formé le cap, elle viendrait suivant eux se jeter dans la vallée de Sylvius, au niveau du coude qui marque la limite entre la vallée et la fosse sylvienne. C'est ainsi que les choses se sont présentées aux yeux de Gratiolet et de Broca. M. Pozzi, à qui est due la rédaction de cette partie du mémoire posthume de Broca sur le cerveau schématique, a fidèlement reproduit les idées du maître lorsqu'il a écrit que cette circonvolution est formée d'un simple pli « comme étranglé et tassé sur lui-même entre son origine et sa terminaison, qui se recourbe sur lui-même et semble presque revenir à son point de départ après avoir fait deux méandres (1). » D'après Pansch, on ne pourrait même pas la suivre jusqu'à la vallée de Sylvius; elle se terminerait sans limite précise au niveau de l'extrémité antérieure de l'hémisphère, en se perdant dans la deuxième frontale, sur les confins du lobule orbitaire (2).

La premiére opinion repose sur une observation inexacte, à

(1) *Rev. d'anthrop.*, 1884, p. 13.

(2) *Op. cit.*, p. 27, 31. — M. Féré, de même que Pansch, admet que « la troisième circonvolution frontale, commé les deux premières, se bifurque en général à sa partie antérieure, et que les bifurcations de ces trois circonvolutions s'anastomosent entre elles pour former à la pointe du lobe frontal un plexus plus ou moins inextricable. » (*Traité élém. d'anat. médic. du système nerveux*, p. 77).

savoir sur la prétendue continuité du sillon orbitaire externe jusqu'à la vallée de Sylvius. La seconde est tout arbitraire : elle provient de l'erreur que commet Pansch en faisant de son *sulcus frontalis* (voy. p. 19) ce que l'on pourrait appeler la « marche » de la circonvolution de Broca. Arrêtant cette frontière à l'extrémité antérieure de l'hémisphère, il devait être forcément amené à terminer au même niveau le territoire du pli limitrophe. Pour Pansch, F^3 ne prendrait ainsi aucune part à la constitution du lobule orbitaire. Pour Broca et Pozzi, elle n'en constitue que « la partie la plus externe, sous la forme d'un petit mamelon arrondi et légèrement incisé ou marqué d'une fossette en coup d'ongle. »

L'examen attentif d'un grand nombre de cerveaux ne nous a permis d'accepter ni l'une ni l'autre de ces manières de voir. Il nous a conduit à reconnaître que la circonvolution de Broca doit être prolongée beaucoup plus loin qu'on ne l'a généralement pensé.

Après s'être repliée le long de la branche horizontale de Sylvius et avoir fourni à la deuxième frontale l'anastomose surcilière, elle aborde le lobule orbitaire. A première vue, le sillon orbitaire externe l'en sépare ; mais ce sillon, nous l'avons dit (p. 24), n'étend pas son extrémité postérieure jusqu'à la vallée de Sylvius. On voit la circonvolution, devenue très étroite à ce niveau, dessiner un coude brusque qui embrasse cette extrémité dans sa concavité, et arriver ainsi sur la face inférieure du lobe frontal. Elle se place ensuite dans l'écartement des deux branches longitudinales de l'incisure en H, derrière la branche transversale de cette incisure, en formant un pli légèrement sinueux et arciforme, parallèle à la vallée de Sylvius qu'il borde en avant. Assez large à sa partie moyenne, où il comprend le tiers postérieur au moins du lobule orbitaire, ce pli se rétrécit notablement à ses extrémités qui correspondent, l'externe à l'extrémité postérieure du sillon orbitaire externe, l'interne à l'extrémité postérieure du sillon droit ou olfactif.

C'est en ce dernier point que se termine la circonvolution de Broca, en se réunissant aux extrémités pareillement rétrécies de la première et de la deuxième circonvolution frontale. En d'autres termes, c'est en ce point que viennent converger les trois circonvolutions frontales et que se place leur terminaison commune ; convergence indiquée par la direction légèrement oblique en arrière et en dehors du premier sillon orbitaire. On peut observer que ce sillon ne se prolonge pas jusqu'à l'espace perforé, c'est-à-dire qu'il ne s'étend pas jusqu'au bord postérieur du lobule orbitaire. Il reste en arrière de son extrémité postérieure une portion indivise, large de 5 à 8 millimètres, qui établit, sur le bord de l'espace perforé, la continuité des trois circonvolutions orbitaires. Nous proposons de donner à cette petite région, située vis-à-vis de la pointe du lobe temporal, le nom de *pôle frontal*. Ce nom de pôle a été introduit en morphologie cérébrale par Broca (1), qui s'en est servi pour désigner le mode de terminaison analogue des circonvolutions sur le lobe occipital, le lobe temporal et le lobe de l'insula. Il y a de même, sur la

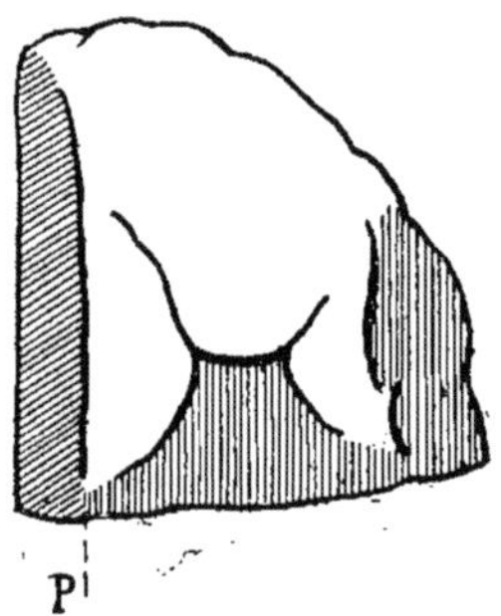

Fig. 2.
Schéma représentant le mode de terminaison des circonvolutions frontales sur le lobule orbitaire (*P*, le *pôle frontal*).

pointe de chacun de ces lobes, une région vers laquelle convergent à la façon des méridiens, mais sans s'y rencontrer, les sillons qui limitent les circonvolutions.

Il résulte de la description qui précède que nous rattachons à la circonvolution de Broca, non seulement la partie externe du lobule orbitaire, en dehors du second sillon orbitaire, mais encore toute la partie postérieure de ce lobule, en arrière de la branche transversale de l'incisure en H et jusqu'au sillon olfactif en dedans. Cette dernière portion, généralement considérée comme appartenant à la seconde frontale, à laquelle est ainsi donnée une largeur insolite, forme une surface quadrilatère ou triangulaire toujours indivise, tandis que dans l'intervalle assez large existant en avant de la branche transversale, entre les deux in-

(1) *Nomencl. cérébr.*, p. 209.

cisures longitudinales de l'H, et appartenant à la seconde circonvolution orbitaire, on trouve quelquefois d'autres incisures peu profondes et assez courtes.

En somme (et sauf pour le lobe pariétal qui n'a en quelque sorte qu'une existence physiologique, car ses circonvolutions se continuent en arrière avec celles des deux régions occipitale et temporale), le mode de terminaison des circonvolutions se trouve être le même sur tous les lobes. Ce qui a pu faire illusion pour le lobe frontal et faire croire qu'il différait en cela des autres lobes, c'est que ses circonvolutions, devenues plus longues relativement que celles de ces derniers, ont dû se reployer de haut en bas et d'avant en arrière sur le lobule orbitaire. Le pôle, c'est-à-dire le point de terminaison commun des circonvolutions, ne correspond plus dès lors à l'extrémité du lobe comme pour les autres régions du cerveau, où pôle et extrémité sont homotopiques et synonymes. Ici, l'extrémité correspond au bord surcilier de l'hémisphère ; le pôle, à l'espace perforé (1), sur la partie la plus reculée du lobule orbitaire. Mais, à part cette différence d'ordre purement topographique et due au plus grand développement de la région, il n'y a pas lieu de considérer les plis du lobe frontal comme obéissant, dans leurs connexions terminales et leur disposition réciproque, à un ordre différent de celui qui régit les autres plis longitudinaux du cerveau. De part et d'autre, on voit les plis de ce genre aboutir par convergence à un point commun au niveau duquel ils se fusionnent, et qui, sur chaque lobe, constitue le pôle.

Il ne nous paraît pas que cette manière de comprendre la morphologie du lobe frontal ait été celle d'aucun anatomiste jusqu'ici. Presque tous admettent que les circonvolutions de ce lobe se terminent parallèlement les unes aux autres, le long de la vallée de Sylvius ; tous donnent à la seconde une largeur prédominante et excessive ; quelques-uns même ne prolongent pas la troisième jusqu'au lobule orbitaire (2), dont la seconde se trouve absorber

(1) Là est, en réalité, au point de vue de l'évolution, l'origine et non la terminaison des circonvolutions frontales ; mais, au point de vue morphologique où nous nous plaçons, il est permis d'y voir indifféremment l'une ou l'autre. — Cf. Broca, *Rev. d'anthrop.*, 1878, p. 468.

(2) « Une incisure profonde sépare, en dehors, le lobule orbitaire de la troisième frontale. » (P. Kéraval. La Synonymie des circonvol. cérébr. de l'homme ; *Arch. de Neurologie*, 1884, p. 186).

ainsi la presque totalité. Ils ont négligé de nous dire comment il se fait que cette seconde circonvolution (un peu plus large, à la vérité, que les deux autres sur la convexité de l'hémisphère, et nous en verrons la raison) subisse à sa terminaison, par une dérogation sans autre exemple, cet énorme élargissement, grâce auquel elle constituerait à elle seule presque toute la face inférieure du lobe frontal (1). Nous ferons toutefois une exception pour Rüdinger, qui, bien qu'il ne s'en explique pas dans le texte, nous semble, d'après les planches qui accompagnent son mémoire, avoir entendu comme nous les limites et les connexions de la portion orbitaire de F^3.

Ayons soin d'ajouter que c'est uniquement de morphologie que nous voulons parler. Nous ne pensons en aucune façon rattacher physiologiquement la portion orbitaire de la circonvolution de Broca au centre idéo-moteur du langage articulé. La région corticale affectée à la mémoire motrice des mots ne paraît pas, en effet, s'étendre en avant au-delà de la branche ascendante de Sylvius. Toutes les présomptions sont pour que la portion orbitaire ait une fonction tout à fait différente. L'anatomie comparée du cerveau des mammifères osmatiques et anosmatiques a conduit Broca à inférer que la partie postérieure des circonvolutions orbitaires, située chez les Primates derrière la branche transversale de l'incisure en H, représente dans ce groupe

(1) Nous ne saurions accepter l'opinion de M. Moriz Benedikt (*Op. cit.* p. 10, note 1), d'après laquelle la seconde circonvolution orbitaire serait indépendante des circonvolutions frontales de la convexité, et notamment de la deuxième. Cette opinion se fonde sur l'existence fréquente d'un sillon de séparation situé à l'extrémité antérieure de l'hémisphère, à la limite du lobule orbitaire et de la convexité du lobe : c'est le sillon décrit par Wernicke sous le nom de *Fissura fronto-marginalis*. Nous aurons à reparler de ce sillon qui représente chez l'homme un reste de l'important sillon rostral des singes cébiens et pithéciens, sillon auquel s'attache une importance morphologique de premier ordre. Nous nous contenterons de faire remarquer ici que, lorsqu'on en retrouve la trace sur le bord surcilier du cerveau humain, il ne s'étend jamais au-delà de la moitié interne de la seconde frontale en dehors, et ne coupe jamais en totalité l'extrémité antérieure de la première frontale en dedans; par conséquent, il n'établit pas une séparation complète entre l'étage orbitaire et l'étage métopique des circonvolutions frontales. D'ailleurs, la démarcation qu'il détermine n'est jamais tellement profonde qu'il n'y ait plus continuité entre ces deux étages.

le *centre olfactif antérieur* ou *orbitaire* des osmatiques (1). D'autre part, les faits anatomo-cliniques établissent que la partie antérieure des circonvolutions frontales (région préfrontale) appartient à la *zone latente* de l'hémisphère, zone dont les lésions ne se traduisent que par des symptômes vagues et mal définis, sans aphasie (2). Que si l'on nous opposait ce qu'il y a au premier abord de singulier à voir une même circonvolution, c'est-à-dire un même organe cérébral, remplir à la fois plusieurs fonctions, nous répondrions qu'un tel cumul existe indubitablement en d'autres régions du manteau, comme le prouve l'exemple des circonvolutions ascendantes ; que ce cumul n'est d'ailleurs qu'apparent, puisque ce sont des portions différentes de la même circonvolution, portions affectant avec les parties profondes de l'hémisphère des rapports différents, qui sont respectivement chargées de chacune des fonctions dont celle-ci est le siège. La spécialisation fonctionnelle reste donc, en fait, aussi étroite que si la division du travail se trouvait établie entre plusieurs circonvolutions.

L'étude descriptive qui précède ne serait pas complète, si nous ne disions un mot des connexions de la circonvolution de Broca avec les parties voisines ou éloignées des centres nerveux.

Nous connaissons déjà les connexions superficielles de cette circonvolution, à savoir ses anastomoses avec la deuxième frontale et la frontale ascendante. Un pli de passage constant et toujours profond l'unit, en outre, au lobe de l'insula et au lobe temporal.

Placée comme à cheval sur les divisions antérieures de la scissure de Sylvius, F^3 déborde en dehors et en avant, en manière d'opercule, la fosse de Sylvius et l'insula qui en occupe le fond. Elle est ainsi contiguë à la première temporale, dont elle se rapproche au cours du développement pour constituer la scissure de Sylvius : il résulte de ce rapprochement que, sur le cerveau de l'adulte normal, on n'aperçoit rien à l'extérieur du fond de la fosse sylvienne. Mais, si l'on écarte largement les lèvres de la scissure, on pénètre dans la fosse de Sylvius en mettant à décou-

(1) Recherches sur les centres olfactifs (*Rev. d'anthrop.*, 1879, p. 417-421).

(2) Cf. H. Cl. de Boyer, Etudes cliniques sur les lésions corticales des hémisphères cérébraux, 1879, observ. XVII, p. 51.

vert l'insula, et les rapports que la circonvolution de Broca contracte par sa face profonde avec ce lobule apparaissent nettement. Pour apercevoir l'insula dans son entier, il faut abaisser le bord temporal, relever l'opercule et renverser le cap en avant. On voit alors, au niveau de l'extrémité externe de la vallée de Sylvius, immédiatement au-dessous du pôle de l'insula, un pli profond étendu de la face profonde de la première circonvolution temporale, ou de la pointe du lobe temporal, à l'espèce de genou que forme, en arrière du sillon orbitaire externe, la portion orbitaire de F^3, genou qui s'avance au-devant de la rigole antérieure de l'insula. Ce *pli falciforme* (Broca) figure une sorte de seuil établissant la ligne de démarcation entre la vallée et la scissure de Sylvius ; il correspond à ce que Broca a appelé l'*entrée* de cette scissure. C'est l'existence de ce pli de passage profond (1), jointe à celle de l'anastomose surcilière (qui se détache au même niveau du genou précité en contribuant à former avec celui-ci le « petit mamelon arrondi et légèrement incisé » dont parle Pozzi), qui a fait croire faussement que F^3 se terminait à l'entrée de la fosse de Sylvius, à la limite du lobule orbitaire.

On sait que la littérature pathologique compte un certain nombre de cas, en apparence contradictoires à la localisation de Broca, dans lesquels l'aphasie motrice s'est montrée à la suite d'une lésion de l'insula (2). Il est à présumer qu'un examen suffisamment minutieux eût fait voir, dans ces cas, une interruption des communications unissant la première temporale (centre des représentations verbales auditives) au pied de la circonvolution de Broca (centre des images motrices d'articulation). C'est ce que suppose M. Déjerine (3); et cette supposition acquiert un haut degré de vraisemblance si l'on tient compte de ce fait que, chez quelques individus, la surdité verbale par lésion de la première temporale a pu entraîner des troubles de la parole volontaire (para-

(1) M. D. Bernard, dans son excellente thèse, a parfaitement noté ce point d'anatomie descriptive. « En réalité, écrit-il, à travers le lobule sus-orbitaire, elle (la circonvolution de Broca) se continue avec l'insula et le lobe temporo-sphénoïdal, par une sorte de crochet qu'on voit très bien en étalant et en soulevant la partie antérieure de l'hémisphère. » (P. 59).

(2) H. C. de Boyer, *Op. cit.*, p. 93.

(3) Etude sur l'aphasie dans les lésions de l'insula de Reil (*Rev. de Méd.*, 10 mars 1885).

phasie), simulant à s'y méprendre ceux qui constituent l'aphasie proprement dite, ou ataxique (1), par lésion directe du centre idéo-moteur d'articulation.

D'autres connexions unissent F^3 à l'insula. En réalité, la substance corticale qui revêt d'une couche grise continue et plissée la surface de ce lobe, ne s'arrête pas sur ses confins ; elle s'étend, à travers les rigoles limitrophes, jusqu'aux lobes adjacents. Quand, sur un cerveau d'adulte, on met largement à découvert l'insula en écartant les bords de la fosse sylvienne, on voit ce lobule environné par une sorte de rempart inégal que constituent des plis secondaires (*gyri obliqui* de Rüdinger), au nombre de sept à neuf, se rattachant les uns à la troisième frontale, les autres à la deuxième pariétale et à la première temporale. Ces plis marginaux forment de petites élevures peu saillantes qui attiennent par leur base à la face profonde des circonvolutions précédentes, pour gagner de là les rigoles séparant ces dernières de l'insula; leurs sillons intermédiaires reçoivent les circonvolutions insulaires. On assiste, en effet, lorsqu'a eu lieu le rapprochement des bords de la fosse sylvienne, au soulèvement simultané des circonvolutions de l'insula et des plis marginaux secondaires. Les premières se logent entre les seconds et réciproquement. Ces *gyri obliqui* prennent une part importante à l'extension en surface de la circonvolution de Broca. Ceux qui dépendent de cette circonvolution sont situés vis-à-vis de la première et de la deuxième circonvolution de l'insula.

Par sa face interne ou profonde, F^3 entre en relation avec le corps de l'hémisphère, et plus spécialement avec l'extrémité antérieure du centre ovale. L'observation anatomo-clinique, qui a fait connaître des cas, aujourd'hui nombreux, où l'aphasie motrice s'accompagnait d'altération des faisceaux blancs sous-jacents à la circonvolution de Broca avec intégrité de l'écorce (lésions sous-corticales de Charcot) (2), a permis à M. le professeur Pitres (de Bordeaux) (3) d'isoler un *faisceau pédiculo-frontal inférieur*, comprenant le faisceau de fibres rayonnantes qui, de la capsule interne, se porte vers l'écorce de la frontale inférieure. Une coupe

(1) Cf. G. Ballet, *Op. cit.*, p. 92, 154, 168.
(2) H. C. de Boyer, *Op. cit.*, p. 100.
(3) Recherches sur les lésions du centre ovale des hémisphères cérébraux, 1877, p. 34.

verticale et transversale de l'hémisphère, passant à deux centimètres en avant de la scissure de Rolando, par le sommet de la courbe à concavité inférieure que décrit la circonvolution au-dessus de la branche sylvienne ascendante, donnera une bonne idée de ce faisceau. Il s'y montre sous la forme d'un cône, dont la base tournée en dehors s'irradie en gerbe vers la face profonde du manteau, et dont le sommet est tourné en dedans vers le corps strié et la capsule interne.

A partir du pied de la couronne rayonnante, le trajet du faisceau pédiculo-frontal inférieur devient douteux. Dans la remarquable thèse que nous avons déjà eu l'occasion de citer, notre ami cher et regretté, le docteur H. Cl. de Boyer, dit avoir été amené par ses recherches à penser « que les fibres blanches venues de la troisième frontale suivent une direction oblique d'avant en arrière et de haut en bas, et qu'elles viennent au voisinage de l'insula ou de l'avant-mur, si même elles ne se jettent dans ces deux amas gris. » Il ne pourrait s'agir là, en tout cas, que d'une partie des fibres venues de F^3, de celles qui, à travers l'insula, mettent cette circonvolution en communication avec le lobe temporal; car l'opinion de Boyer, d'après laquelle « l'insula de Reil peut être quelquefois un des centres corticaux du langage », cette opinion, devant une critique plus serrée des faits allégués, semble avoir perdu tout crédit. Evidemment, la circonvolution de Broca est en rapport direct avec les noyaux bulbaires de l'hypoglosse (avec le noyau principal de ce nerf, d'après Mathias Duval). Pour arriver jusqu'au bulbe, quelle route suivent les faisceaux blancs sous-corticaux ?

D'après M. le docteur E. Brissaud (1), ces fibres traversent la capsule interne au niveau du *genou* que forme le sommet de l'angle produit par la réunion des deux segments de la capsule ; elles se placent ensuite dans l'étage inférieur ou pied du pédoncule cérébral, où elles constituent le faisceau dit *géniculé*, compris entre le faisceau moyen (f. pyramidal) et le faisceau interne du pédoncule. Les lésions destructives du genou et celles de l'écorce de F^3 entraîneraient également la dégénération secondaire du faisceau géniculé.

C'est à une autre localisation qu'est arrivé M. le docteur Féré (2).

(1) Rech. anatom. et physiol. sur la contracture permanente des hémiplégiques, 1880.

(2) Note pour servir à l'histoire des dégénér. secondaires du pédon-

Ce savant observateur, à qui l'anatomie et la pathologie du système nerveux doivent tant d'importantes recherches, reconnaît dans le pédoncule un faisceau qui en occupe la partie interne et qui dégénère à la suite des lésions des circonvolutions frontales. Ce *faisceau frontal*, que l'on pourrait appeler aussi cortico-bulbaire parce qu'il paraît s'épuiser complètement dans le bulbe, est situé en dedans du faisceau géniculé. L'observation anatomo-pathologique montre qu'il correspond à tout le segment antérieur ou lenticulo-strié de la capsule interne, et que sa dégénération peut survenir aussi bien par lésion de ce segment que par lésion des circonvolutions frontales. On doit, par conséquent, admettre que les faisceaux blancs antérieurs du centre ovale auxquels donnent naissance les circonvolutions frontales, s'engagent, pour gagner le pied du pédoncule, dans le segment antérieur de la capsule interne; ou, pour parler plus exactement, que ce segment est constitué par les faisceaux en question. Il n'est pas constant, ajoute M. Féré, d'observer à la suite de lésions corticales ou sous-corticales siégeant dans les régions précitées, la dégénération du faisceau frontal ; cela ne veut pas dire qu'elle n'existe pas. Diverses dispositions des fibres pédonculaires superficielles externes, — tantôt formant un faisceau en écharpe ou arciforme, qui contourne plus ou moins obliquement la face inférieure du pédoncule pour se porter tout à fait sur son bord interne ; tantôt affectant une direction presque transversale en avant du pont de Varole, — peuvent en effet recouvrir tout ou partie du faisceau interne, et, par suite, en masquer la dégénération. Il faudra, dans ces cas, pour en constater l'existence, une coupe transversale du pédoncule.

Entre M. Brissaud et M. Féré, nous n'avons pas qualité pour trancher le débat. Nous ferons simplement remarquer que la divergence entre les deux opinions n'est peut-être pas aussi grande qu'elle le paraît. M. Brissaud n'attribue au genou de la capsule interne et au faisceau géniculé du pédoncule cérébral que le faisceau pédiculo-frontal inférieur de Pitres. Toutes les fibres blanches venues des deux tiers antérieurs de F^3, ainsi que des autres circonvolutions frontales, et qui apparaissent sur la coupe préfrontale du centre ovale (1), se placeront donc en avant du genou dans la cap-

cule (*Bull. Soc. de Biol.*, 1882, p. 822). — Traité élém. d'anat. méd. du syst. nerveux, p. 168 et suiv., 184 et suiv.

(1) Pitres. *Op. cit.*, p. 33, et pl. I, fig. 1.

sule interne, et en dedans du faisceau géniculé dans le pédoncule, c'est-à-dire qu'elles formeront, comme le veut M. Féré, le segment capsulaire antérieur et le faisceau pédonculaire interne. Il n'y aurait donc plus de discussion que sur le point de savoir si les fibres pédiculo-frontales inférieures empiètent sur le genou de la capsule et sur le faisceau géniculé, si elles englobent ces régions ou si elles les excluent ; et, comme entre les faisceaux adjacents une délimitation anatomique précise est impossible, on comprend qu'il n'y ait pas toujours accord dans l'appréciation du siège exact de leurs lésions pathologiques.

CHAPITRE II

LA CIRCONVOLUTION DE BROCA CHEZ LES PRIMATES

Ce fut une vue de génie qui dirigea Leuret, le jour où il reconnut sur le cerveau du singe le prototype et le schème des plis du cerveau de l'homme. Le chaos longtemps indéchiffrable de notre morphologie cérébrale, s'illumina soudain jusqu'en ses plus obscurs détails. Une voie féconde était ouverte, qui permettait de s'avancer désormais à pas sûrs dans ce labyrinthe inexploré. Dès l'abord éclatait l'ordre, et un ordre constant, là où il n'y avait en apparence qu'irrégularité et désordre.

Masqués chez l'homme par des plis secondaires nombreux, dont la variabilité avait paru s'étendre aux plis principaux mêmes, les caractères essentiels des circonvolutions pouvaient être maintenant dégagés d'entre les caractères accessoires. Ce résultat était obtenu par la comparaison, qui montre nos circonvolutions réduites chez le singe à leur plus simple forme. On sait quels remarquables travaux a fait naître cette méthode, appliquée par Leuret et les anatomistes ses successeurs, parmi lesquels Gratiolet vient ici le premier. Près de trente ans avant que les recherches de Darwin, de Huxley, de Vogt, de Broca, eussent mis en lumière les étroites similitudes de structure unissant l'homme aux autres membres du groupe des Primates, elle avait établi l'existence d'un type cérébral commun à tous les représentants de ce groupe. Découverte qui comptera parmi les plus remarquables de notre temps dans le domaine de l'anatomie, et dont il n'est que juste de rapporter tout l'honneur à Leuret, car, dans cette voie, il n'a pas eu de précurseur.

Cependant, la méthode portait en soi ses causes d'illusion et d'erreur. Par une tendance assez naturelle, on inclina au premier moment à exagérer la ressemblance entre le modèle et l'image, entre le type primitif et le type dérivé. L'application que l'on fit du nouveau critérium se ressentit plus d'une fois de cette tendance ; trop souvent elle fut vicieuse, contraire au principe même qui avait dicté l'adoption de la méthode comparative et qui doit en guider l'emploi : ce fut trop au pied de la lettre qu'on voulut voir dans le cerveau du singe un « petit cerveau d'homme », comme l'avait dit Leuret.

Sans doute, on ne méconnaissait pas que la complication, trait dominant du cerveau de l'homme, y fait apparaître des caractères nouveaux qui ne se montrent pas sur celui du singe ; mais, entre le principal et l'accessoire, on ne sut pas faire tout d'abord un juste départ, et l'on attacha la valeur de caractères primordiaux à des particularités qui, au point de vue de l'évolution, ne sont que secondaires. De là à rechercher chez le singe ces caractères surajoutés, il n'y avait qu'un pas ; et il faudrait ne pas connaître les entraînements auxquels l'emploi de la méthode analogique expose les meilleurs esprits, pour croire un seul instant qu'il fût difficile de les y retrouver. L'erreur était d'autant plus aisée qu'on ne connaissait pas alors le cerveau des anthropoïdes, et qu'ainsi l'absence de jalons intermédiaires ne permettait pas toujours, dans la détermination des analogies, d'apprécier exactement la distance qui sépare l'homme des Primates inférieurs. Ce fut ce qui arriva pour la circonvolution de Broca.

§ 1

Déjà entrevue chez l'homme, la décomposition du lobe frontal en trois plis superposés fut donnée par Leuret comme un des caractères typiques du cerveau des Primates. Il décrivit, sur le cerveau du papion, « trois circonvolutions antérieures » qui, partant de la circonvolution limitée en arrière par la scissure de Rolando (scissure qui lui doit son nom), se dirigent vers l'extrémité antérieure de l'hémisphère (1).

Gratiolet, prenant comme type le cerveau de la guenon callitriche (*cercopithecus sabœus*), reproduit plus tard cette description et la précise. Il reconnaît sur ce qu'il appelle le lobule frontal ou supérieur du lobe frontal (notre étage métopique), trois étages superposés et bien distincts, que leur situation relative permet de classer en supérieur, moyen et inférieur. L'inférieur, ou pli frontal inférieur, étage surcilier, « touche, écrit-il, au lobule orbi-

(1) Anat. compar. du syst. nerv., 1839, t. I, p. 3; et Atlas, pl. II, fig. 1, 2, 3, 4, 5.

taire ; il comprend un gros pli peu flexueux qui se continue avec la lèvre supérieure de la scissure de Sylvius dont il circonscrit l'angle antérieur (1) ».

La description de Leuret et de Gratiolet a été reproduite depuis, en termes à peu près identiques, par presque tous les anatomistes. Comme Leuret et Gratiolet, presque tous ont admis l'existence, à la surface des lobes frontaux du singe, de trois circonvolutions (sans compter la frontale ascendante), respectivement homologues aux trois circonvolutions longitudinales de ces mêmes lobes chez l'homme.

Il convient de reconnaître qu'à un examen superficiel cette opinion a pour elle les apparences. Etudions, en effet, la constitution morphologique du lobe frontal chez les Primates gyrencéphales des deux dernières familles (2).

Avec Leuret, nous prendrons pour type de description le cerveau du papion (cynocéphale sphinx). (Voy. pl. I, fig. 1).

Aussitôt que ce lobe, dont la prédominance distingue éminemment le cerveau des Primates de celui des autres mammifères, arrive à un degré de complication un peu marqué, comme c'est le cas chez les Pithéciens, et chez les Cébiens dans les genres Ateles et Cebus, on y voit apparaître deux sillons qu'il est facile de reconnaître au premier coup d'œil.

Des deux sillons en question, l'un naît au-dessus du coude de la scissure de Sylvius (3) et remonte de bas en haut et d'avant en arrière, parallèlement à la scissure de Rolando, à quelque distance en avant de laquelle il est situé. Parvenu vers le milieu de la hauteur du lobe frontal, ce sillon, d'abord ascendant, s'infléchit brusquement pour se diriger en avant et en dedans. De cette brisure résulte un angle aigu dont le sommet regarde en arrière. La branche infléchie se prolonge assez loin à la surface du lobe, et se termine au voisinage du bord sagittal. L'ensemble du sillon décrit une figure curviligne à concavité anté-

(1) *Ibid.*, 1857, t. II, p. 112. — Cf. Mém. sur les plis cérébraux, p. 22 et suiv. ; Atlas, pl. XII.

(2) Sous ce chef se groupent les différents genres de singes pithéciens et cébiens, à l'exception des Hapaliens qui ont le cerveau lisse (genre jacchus) ou présentant pour tout accident à la surface le sillon parallèle (genre midas).

(3) C'est le point où cette anfractuosité s'infléchit pour passer sur la convexité de l'hémisphère, et de transversale devient ascendante et oblique.

rieure, d'où le nom de *sillon courbe frontal* que lui a donné M. Gromier (1). Broca (2), comparant sa forme à celle de la lettre grecque upsilon, l'appelait *sillon hypsiloïde* ou *en upsilon*. Cette dernière appellation convient d'ailleurs assez mal chez le papion, où nous venons de voir que le sillon courbe frontal s'infléchit à angle aigu. Pour constater la forme hypsiloïde, il faut s'adresser au cerveau du sajou, du magot, du macaque, de la guenon, où le sillon, décrivant une courbe régulière, s'infléchit à angle mousse sans prolonger obliquement en dedans sa branche supérieure.

Le second sillon frontal des singes inférieurs est comme encadré en arrière dans la concavité de la courbe que décrit le premier. Son point de départ se place en avant et tout près du coude du sillon courbe, dont le sépare un pli d'anastomose étroit sur lequel nous aurons à revenir. De là, il se porte en droite ligne d'arrière en avant et de dehors en dedans (avec une légère inclinaison de haut en bas), en parcourant l'étage métopique à peu près à l'union des trois cinquièmes supérieurs avec les deux cinquièmes inférieurs de la hauteur du lobe (obliquement mesurée le long de la frontale ascendante). Il gagne ainsi directement la pointe du lobe frontal, lequel se termine chez les singes inférieurs par une extrémité allongée, rétrécie et légèrement incurvée en bas en forme de rostre. Le nom de *sillon rostral* que donnait Broca au sillon frontal rectiligne, nous semble donc parfaitement choisi, et c'est sous ce nom que nous le désignerons désormais. Sur la première figure de la planche I, représentant le cerveau du papion, le sillon rostral est tracé en rouge.

Il importe de bien fixer dès à présent les rapports que contracte en avant le sillon rostral ; nous en verrons l'utilité quand il s'agira de déterminer chez les anthropoïdes et chez l'homme les homologues de ce sillon. Faisons donc remarquer qu'il correspond par son extrémité antérieure à la limite de l'étage métopique et de l'étage orbitaire du lobe frontal, et qu'il se termine sur le bord surcilier au voisinage immédiat de la pointe de l'hémisphère, c'est-à-dire de la réunion du bord surcilier et du sagittal. Notons encore qu'à cette extrémité du sillon rostral répond, sur le lobule orbitaire, l'extrémité antérieure de la branche interne du sillon en H.

(1) *Op. cit.*, p. 62.
(2) Cours de l'Ecole d'anthropologie, 1877 (notes manuscrites).

Il s'agit maintenant de rechercher quelle est, par rapport au cerveau de l'homme, la valeur des subdivisions qu'établissent sur le lobe frontal les deux sillons en question. Ici commencent les difficultés.

Pour ce qui est de la branche inférieure ou ascendante du sillon courbe, il est facile sans doute d'y reconnaître la portion inférieure de notre sillon prérolandique. Elle limite en avant un pli frontal ascendant qui, en voie d'ébauche chez le sajou et le macaque, commence à se distinguer plus nettement chez l'atèle, et se montre large et bien développé chez les cynocéphales (mandrill, papion) et les semnopithèques. Mais il est beaucoup moins aisé de déterminer ce que représentent la branche supérieure ou infléchie du sillon courbe et le sillon rostral.

Leuret, Gratiolet et, à leur suite, la plupart des anatomistes, ont considéré ces deux sillons antéro-postérieurs et parallèles comme les équivalents du premier et du second sillon frontal de l'homme. A la surface des lobes frontaux simiens, ils étaient donc logiquement amenés à compter trois plis : le premier, compris entre le bord sagittal de l'hémisphère et la branche supérieure du sillon courbe; le deuxième, entre cette dernière branche et le sillon rostral; le troisième enfin, au-dessous du rostral, entre ce sillon et le bord surcilier du lobe. Cette manière de voir est notamment celle de R. Wagner (1), de Pansch, de Gromier et de Broca. Gromier décrit les deux plis frontaux inférieurs comme encadrés dans la concavité du sillon courbe qui les limite en arrière; il les montre se réunissant derrière le sillon antéro-postérieur (rostral) pour former ce qu'il appelle le *pli courbe frontal*. Cette anastomose, qui passe entre l'extrémité postérieure du rostral et le sillon courbe, relierait d'après lui le second étage frontal au troisième (2). —Broca, bien qu'il n'accordât aux singes inférieurs qu'une troisième frontale très rudimentaire, en admettait pourtant l'existence (3). Il reconnaissait toutefois ce que cette opinion a de peu satisfaisant; car, dans son mémoire sur le cerveau du gorille, parlant de la conclusion contraire à laquelle était arrivé Bischoff, il s'exprime en ces termes : « Cette conclusion, si

(1) Vorstudien zu einer wissensch. Morphologie und Physiologie des menschlichen Gehirns, 2e partie, 1862, p. 28.
(2) *Op. cit.*, p. 62, 67.
(3) *Rev. d'anthrop.*, 1878, p. 19, 24; 1879, p. 417 ; 1884, p. 13.

elle était exacte, me plairait beaucoup, car je crois avoir démontré que la troisième circonvolution frontale est le siège de la faculté du langage articulé, et ce serait un argument bien précieux pour moi, si l'organe du langage articulé n'existait que chez l'homme. Mais tout en constatant que la troisième circonvolution frontale est beaucoup plus développée chez l'homme, je suis obligé de reconnaître qu'elle existe aussi chez les singes... » On peut s'étonner qu'après cela il ait accepté sans plus ample examen le schéma de Leuret et de Gratiolet ; et d'autant plus que lorsqu'il décrit le cerveau des anthropoïdes, il assigne à leur troisième frontale ses dimensions réelles, la faisant ainsi plus petite en proportion chez ces singes élevés que chez les Primates inférieurs. C'était méconnaître que les conditions mêmes dont dépend la formation de la troisième frontale (conditions que pourtant Broca connaissait bien, puisqu'il les a découvertes) font défaut chez ceux-ci.

Nous nous proposons de démontrer ici : 1° que, contrairement à l'opinion classique, il n'existe sur le lobe frontal des singes quadrupèdes que deux plis ou lobules primitifs, séparés par le sillon rostral, et répondant le supérieur à notre première et à la moitié supérieure de notre seconde frontale, l'inférieur à la moitié inférieure de cette dernière; 2° que la circonvolution de Broca se forme par dédoublement de la deuxième frontale et en conséquence du perfectionnement du lobe antérieur; 3° qu'absente chez les singes des deux dernières familles, cette circonvolution apparaît seulement chez les anthropoïdes et n'acquiert que chez l'homme son entier développement.

Pour déterminer le nombre des circonvolutions à la surface d'un lobe, il n'est qu'un seul critérium, c'est le nombre de leurs racines, soit, dans l'espèce, de leurs insertions sur la frontale ascendante. En se guidant sur ce critérium, il est impossible de compter chez le singe plus de deux racines frontales : la première qui s'implante sur l'extrémité supérieure de la frontale ascendante, au-dessus de la portion infléchie du sillon courbe; — la seconde, sur l'extrémité tout inférieure, élargie et renflée en forme de genou, de cette même circonvolution, au point où le bord surcilier du lobe rencontre la scissure de Sylvius (Voy. pl. I, fig. 1). Si l'on adoptait la division de Gratiolet, le second pli frontal (entre la portion infléchie du sillon courbe et le sillon rostral) n'aurait donc pas de racine, car le pli courbe frontal ne s'insère pas sur la frontale ascendante, dont le sépare le sillon prérolandique (portion ascendante du sillon courbe); il s'incurve en arrière du rostral pour passer au pli sous-jacent (troisième de Gratiolet).

Mais contre l'assimilation de la portion infléchie du sillon courbe au sillon rostral, c'est-à-dire à une division primaire séparant deux circonvolutions, il y a une autre preuve tout à fait décisive. Chez nombre de singes placés au bas de la série (nyctipithèque, sagouin, saki, lagotriche, alouate), le rostral existe seul (1), le sillon courbe n'a pas encore paru. S'il existe chez d'autres singes américains, ainsi que chez les Pithéciens, sa branche infléchie est toutefois assez courte et ne se prolonge pas en dedans comme chez les cynocéphales. De là résulte que la séparation des deux premiers étages est parfois nulle, et que, le plus souvent, elle est à peine indiquée à la partie postérieure du lobe par le sillon en upsilon, en avant duquel subsiste un grand espace indivis.

Voici d'ailleurs qui tranche la question. La branche supérieure du sillon hypsiloïde est si peu l'homologue du premier sillon frontal, que celui-ci se forme en un tout autre point, ainsi que le montre l'étude même du cerveau des singes inférieurs. Chez le lagotriche, le sajou, l'atèle, la guenon, le macaque, le magot, le lobe frontal porte, en effet, à sa partie postéro-supérieure, au-dessus du sillon courbe et en avant de l'extrémité supérieure du pli frontal ascendant en voie de formation, une ou deux incisures symétriques sur les deux hémisphères. Situées à mi-distance environ du bord sagittal et du sillon courbe, ces incisures représentent l'amorce de la portion supérieure du sillon prérolandique, en même temps que l'origine du premier sillon frontal. Celui-ci apparaît donc sous la forme d'une simple division émise par l'extrémité supérieure du sillon prérolandique. Nous verrons chez l'homme le second sillon frontal naître de la même manière, par une bifurcation de l'extrémité inférieure du prérolandique. Quand on étudie le cerveau des cynocéphales, celui du papion par exemple, surtout celui du mandrill, on y voit le premier sillon frontal déjà très long et représenté, non plus par une simple incisure, mais par un véritable sillon longitudinal, qui s'étend parallèlement au sillon rostral sur une notable longueur de l'étage métopique.

(1) Nous avons noté la même disposition sur un hémisphère de coaïta. Sur deux autres cerveaux d'atèle, un pli courbe frontal très étroit séparait du rostral la branche infléchie de l'hypsiloïde.

Les anatomistes qui, avec Gratiolet, ont considéré la branche infléchie du sillon courbe comme l'homologue du premier sillon frontal, ont naturellement éprouvé un certain embarras en présence de ce nouveau sillon. Ils ont dû, pour l'expliquer, admettre qu'il y avait là une simple incisure de subdivision, dédoublant sur une portion plus ou moins grande de sa longueur le premier étage frontal ; et comme ils trouvaient cette subdivision en partie effectuée déjà sur le cerveau des singes inférieurs, à plus forte raison leur fallait-il la trouver chez les anthropoïdes, où cependant la première frontale n'est jamais dédoublée. De là l'erreur de Gratiolet, qui, chez l'orang, le chimpanzé, le gorille, compte deux plis à partir du bord interne de l'hémisphère et en forme son étage frontal supérieur, rattachant ainsi à la première frontale toute la moitié supérieure de la seconde.

Nous sommes amené, en fin de compte, à refuser à la branche infléchie du sillon courbe la signification de sillon intergyraire. Lorsqu'on suit chez les anthropoïdes les transformations de cette branche, on la retrouve avec peine (1), mais enfin on la retrouve, coexistant avec un premier sillon frontal aussi long, aussi net que celui de l'homme, et dès lors on ne peut plus douter que les deux anfractuosités ne soient absolument distinctes.

Mais puisque nous avons reconnu chez nombre de singes l'indication, tout au moins, du premier sillon frontal, on pourrait en argüer qu'il existe bien chez eux trois étages frontaux, autrement délimités seulement que ne l'avait admis Gratiolet. Le second pli serait compris alors, non plus entre la branche infléchie du sillon courbe et le sillon rostral, mais entre ce dernier et le premier sillon frontal. Il nous faut donc démontrer que le pli situé au-dessous du rostral n'est pas la troisième frontale, mais qu'il se rattache à la seconde ; et que, partant, le sillon rostral, sillon pri-

(1) Plus ou moins masquée au milieu de la complication croissante du lobe frontal, elle n'apparaît plus que comme la limite d'une anastomose flexueuse qui relie en haut la première à la seconde frontale, et en bas (pli courbe frontal) les deux moitiés de celle-ci. Chez le gorille, le pli courbe frontal s'atrophiant en partie, il arrive que la branche infléchie du sillon courbe se confond en apparence avec le sillon rostral. Celui-ci semble alors s'étendre tout d'une venue depuis le sillon prérolandique jusqu'à l'extrémité antérieure de l'hémisphère. — Chez l'homme, il nous paraît que la branche en question s'efface tout à fait, du moins dans beaucoup de cas ; si le sillon rostral existe bien développé, elle se confond avec lui.

maire du cerveau des Primates, n'est pas l'homologue de notre second sillon frontal, mais se trouve compris dans l'épaisseur de F[1] dont il détermine la subdivision. Cette démonstration résultera et de l'examen direct du cerveau des singes quadrupèdes, et de l'étude de l'évolution de la troisième frontale dans les deux groupes supérieurs des Primates.

Nous avons vu que, par son extrémité antérieure, le rostral correspond à la branche longitudinale interne du sillon en H. Donc, en admettant l'étage surcilier de Gratiolet, on devrait rattacher à cet étage la majeure partie du lobule orbitaire, partie qui, chez les anthropoïdes et chez l'homme, appartient surtout à F^2 et dans une petite étendue seulement à F^3. On arriverait d'ailleurs à une conclusion tout aussi singulière en ce qui concerne la face métopique de ce même étage, qui se trouverait être, non seulement relativement, mais absolument plus grande chez les Cébiens et les Pithéciens que chez certains Anthropoïdes. Il serait assurément très étrange de voir un organe cérébral destiné à n'arriver que chez l'homme à son complet perfectionnement anatomique et à l'activité fonctionnelle, si développé déjà chez les singes inférieurs, tandis qu'il subirait chez les plus élevés de ces animaux, les anthropoïdes, une véritable régression par rapport à son état premier. Ce serait une incompréhensible dérogation aux lois de l'évolution, et qui ferait considérer l'organe de Broca, non comme un caractère de supériorité, ainsi que le veut son rôle dans la fonction linguistique, mais comme un caractère indifférent.

En réalité, un examen attentif de la constitution des lobes frontaux simiens montre qu'il n'y a pas place sur ces lobes pour le pli de Broca.

Un des caractères les plus frappants de ces lobes est leur amincissement d'arrière en avant, par suite de l'extrême réduction des diamètres verticaux et transverses. Ils se terminent à leur extrémité antérieure en une sorte de pointe allongée et mousse, qui, s'incurvant en bas, se prolonge dans la fosse ethmoïdale (*bec de l'encéphale*) (1). En même temps, et bien que ces lobes aient acquis déjà une prédominance marquée, eu égard à leur volume chez les autres mammifères, ils sont moins développés d'avant en arrière que chez les Primates supérieurs (2), et refoulent moins dans

(1) Cf. *Bull. Soc. d'anthrop.*, 1873, p. 356.

(2) Broca. Sur la topographie cérébrale comparée de l'homme et du cynocéphale sphinx (*Ibid.*, 1877, p. 262).

ce sens la région moyenne du cerveau. Le pied élargi du pli frontal ascendant, pli que, physiologiquement au moins, on peut rattacher à cette région moyenne, s'étend plus loin en avant, au détriment des plis frontaux longitudinaux : c'est lui qui, en avant et en dehors de l'angle antéro-supérieur de la fosse sylvienne, concourt à former l'opercule. Si donc la scissure de Sylvius envoyait sur le lobe frontal une branche antérieure, cette branche entamerait le pli ascendant, en arrière de l'extrémité inférieure du sillon prérolandique, et non la région des plis longitudinaux. Mais cette branche antérieure, elle n'existe point chez les singes quadrupèdes ; et, avec elle, nous voyons manquer la condition même qui chez les anthropoïdes et chez l'homme détermine l'apparition du pli surcilier.

Donc, chez les singes inférieurs, deux plis frontaux seulement, séparés l'un de l'autre par le sillon rostral ; commencement de subdivision du pli supérieur par un sillon qui représente notre premier sillon frontal ; mais absence de tout dédoublement du pli inférieur, sur lequel la branche antérieure de Sylvius ne se montre pas encore, à raison de la brièveté et de l'étroitesse du lobe frontal (1). De ces constatations nous sommes autorisé à conclure qu'il n'y a aucune homologie à établir entre le sillon rostral et le second sillon frontal, entre le pli sous-rostral et la circonvolution de Broca. Et résumant maintenant toute cette discussion, nous dirons : 1° que *le type cérébral primitif des Primates est un type à deux, et non pas à trois étages frontaux ;*

(1) Sur quelques cerveaux de mandrill, on aperçoit bien, au niveau de la saillie genouillée située à la rencontre du bord surcilier et du coude de la scissure de Sylvius, saillie que forme le brusque élargissement du lobe frontal en arrière du sillon prérolandique, une petite incisure superficielle qui occupe à peu près la position de la branche horizontale antérieure. Mais ce n'est là, comme l'a montré Broca (*Rev. d'anthrop.*, 1878, p. 22, note 1), qu'un sillon superficiel n'entamant qu'une faible partie de l'épaisseur de la marge sylvienne et n'atteignant pas le fond de la scissure. Seul, le plus élevé des Pithéciens, le semnopithèque, dont le lobe frontal est plus arrondi en avant et plus développé dans tous les sens, présente quelquefois un tout petit feston dans le point qui correspond à la branche horizontale antérieure de Sylvius. On peut considérer ce feston comme un rudiment de branche antérieure ; mais cette courte encoche ne se prolonge pas assez loin pour atteindre le pli sous-rostral et pour y déterminer la formation d'une flexuosité.

2° Que la séparation de ces deux étages est établie par le sillon rostral (1) ;

3° Que l'étage supérieur, en se dédoublant, donne naissance au premier pli frontal, déjà visible dans quelques genres simiens inférieurs ;

4° Que le reste de cet étage, ainsi que tout l'étage inférieur ou sous-rostral resté indivis, doit être assimilé à la seconde frontale de l'homme ;

5° Que, par suite, il n'existe, ni chez les Cébiens, ni chez les Pithéciens, de formation comparable à la circonvolution de Broca.

Ces conclusions sont celles auxquelles est arrivé de son côté M. Chudzinski (2). Nous nous félicitons de nous être rencontré avec ce savant anatomiste, en un sujet où ses longs et consciencieux travaux lui assurent une incontestable autorité.

Parmi les anatomistes étrangers, Bischoff a, lui aussi, justement contesté l'existence d'une troisième frontale sur le cerveau des singes. Il se trompe seulement sur la signification du sillon rostral qu'il assimile au premier sillon frontal ; mais il a eu le mérite de bien dégager le rapport de subordination qui unit la circonvolution de Broca à la branche antérieure de Sylvius (3). C'est là, en effet, la seule norme qui permette de se guider, au milieu du conflit des interprétations contradictoires qu'a fait naître la recherche des homologies.

Comme nous, Meynert (4) n'admet chez le singe ni troisième frontale, ni branche antérieure de Sylvius.

Rüdinger, bien qu'il ait décrit et figuré chez le cynocéphale et la guenon une apparence de branche antérieure (5), — sans s'être assuré, d'ailleurs, si cette prétendue branche communique ou non avec le fond de la scissure, et elle ne communique pas, — s'exprime catégoriquement en ces termes : « Je suis d'accord avec Bischoff sur ce point, que ce que Gratiolet et Pansch ont regardé chez les singes inférieurs comme la circonvolution frontale latérale, n'est pas l'homologue de la circonvolution de Broca de

(1) Nous avons cité quelques Cébiens qui réalisent ce type primitif. On l'observe également chez les Lémuriens.

(2) *Op. cit.*, p. 35-39.

(3) Ueber das Gehirn eines Gorilla, etc.

(4) *Arch. f. Psych.*, 1877, t. VII, fig. 11, 15, 20.

(5) *Op. cit.*, p. 150, et pl. II, fig. 1, 2, 3.

l'homme et du *gyrus frontalis tertius* des singes les plus élevés ; mais que ces animaux ne possèdent que deux circonvolutions frontales développées et une rudimentaire. Cette dernière toutefois n'est pas séparée par un sillon de la seconde : cachée sur le devant de la fosse de Sylvius, elle entoure l'indication de la branche antérieure de cette anfractuosité. » Ce que Rüdinger n'ajoute pas, c'est que ce prétendu pli rudimentaire est situé, comme l'angle antéro-supérieur de la fosse sylvienne qu'il entoure, à la base de la frontale ascendante, *en arrière* du sillon prérolandique, connexions qui, à elles seules, défendraient absolument d'y voir l'origine du troisième pli frontal longitudinal des Primates supérieurs.

Nous devons ici une mention spéciale à M. Pansch. Bien que cet auteur soit un de ceux qui ont adopté et le plus vivement défendu la thèse de Gratiolet, il a ce mérite d'avoir fort bien reconnu la constitution typique, à deux étages, du lobe frontal des Primates, telle qu'elle se montre sur le cerveau du singe et, chez l'homme, sur celui du fœtus (1). Aux deux plis primitifs séparés par le sillon rostral, ou *sulcus frontalis*, comme il l'appelle, il donne respectivement les noms de lobule frontal supérieur et lobule frontal inférieur. Mais, considérant le troisième pli frontal comme indépendant dans sa formation de la branche antérieure de la scissure de Sylvius (2), et comme exclusivement déterminé par le *sulcus frontalis* qu'il homologue inexactement au second sillon frontal de l'homme (3), sa conclusion est naturellement que le cerveau simien possède une très large troisième frontale, représentée par le lobule frontal inférieur. Comme Gratiolet, il méconnaît les rapports étroits de cette circonvolution avec la fosse de Sylvius. La faisant naître par une large racine en avant du sillon prérolandique, il l'étend dans l'autre sens jusqu'à la pointe du lobe.

Il n'est que trop certain, comme l'a remarqué Rüdinger (4), que

(1) *Op. cit.*, p. 31, et pl. III, fig. 7, 9, 13.

(2) Il en donne notamment pour preuve que la circonvolution occupe chez l'homme sa position habituelle, alors même que la branche antérieure de Sylvius fait entièrement défaut. Or, jamais cette branche ne manque (on ne la confondra pas avec la branche ascendante), pas plus chez les anthropoïdes que chez l'homme.

(3) *Ibid.*, p. 32.

(4) *Op. cit.*, p. 152.

cette comparaison erronée entre la troisième frontale de l'homme et le lobule sous-rostral des singes inférieurs, est devenue la source des plus graves difficultés, aussitôt qu'il s'est agi d'étendre au cerveau des anthropoïdes les homologies reposant sur cette base inexacte.

§ 2

Sur le cerveau compliqué des Anthropoïdes, on eût pu lire, écrite en traits éclatants, la preuve de la non-existence du pli de Broca sur le cerveau simple des Cébo-Pithéciens : réfutation, pour le coup décisive, du schème spécieux de Gratiolet.

Supposons un instant le résultat de l'enquête. Tout d'abord, elle établit que la circonvolution de Broca ne fait que d'apparaître dans la seconde famille des Primates. Puis, à côté et au-dessus de ce pli naissant, elle montre une autre région, séparée du reste du lobe par le sillon rostral : à n'en pas douter, on a là l'équivalent du lobule sous-rostral, et ce lobule n'a rien de commun avec le pli surcilier, puisque celui-ci a sa place tout auprès. Une chose dès lors est évidente. Si la circonvolution de Broca est distincte chez les anthropoïdes du lobule sous-rostral, le lobule sous-rostral ne saurait la représenter chez les singes inférieurs. Seule une observation incomplète, procédant d'un vice de méthode, a pu suggérer une homologie que tous les faits repoussent. C'est ce qu'il nous faut présentement établir.

Les considérations que nous exposerons à ce sujet reposent, en premier lieu, sur nos propres recherches, lesquelles ont porté sur 15 cerveaux d'anthropoïdes : 1 de gibbon, 4 de gorille, 5 de chimpanzé, 5 d'orang. Nous avons, en outre, fait une étude attentive des descriptions antérieurement publiées par Gratiolet, par Broca et par Rüdinger. Ce dernier auteur n'a pas disposé de moins de 17 cerveaux, dont 1 de gibbon, 7 de gorille, 7 de chimpanzé et 2 d'orang.

A l'échelon inférieur, dans la série des Anthropoïdes, se place le gibbon.

Genre intermédiaire à beaucoup d'égards entre les Pithéciens et les grands Anthropoïdes, le gibbon se rapproche notamment des premiers par la simplicité très grande encore de son cerveau. Sur ce cerveau, le bec de l'encéphale, c'est-à-dire la pointe mousse par laquelle les hémisphères se terminent en avant, tend à s'atténuer ; les lobes frontaux, plus arrondis,se sont accrus suivant leurs dimensions antéro-postérieures et transverses. L'élargissement de ces lobes en avant a pour conséquence l'effacement de l'arête formée par le bord surcilier, et le nivellement de l'excavation qui, chez les Pithéciens, succède brusquement au renflement basilaire de la frontale ascendante. A la place de l'arête surcilière se voit un contour arrondi, d'où une délimitation moins nette entre l'étage métopique et l'étage orbitaire.

En même temps le lobe frontal s'allonge aux dépens de la frontale ascendante, dont la base refoulée en arrière se rétrécit,tandis que l'angle antéro-supérieur de la fosse sylvienne répond maintenant à l'origine des circonvolutions frontales longitudinales, en avant du sillon prérolandique. Si à présent cet angle vient à s'allonger et envoie un prolongement sur le lobe frontal, il est clair que ce prolongement se placera à la limite des deux étages, et en avant du pli frontal ascendant ; il n'est pas moins clair que la région antérieure du lobe est maintenant, et maintenant seulement, assez large pour comporter l'existence d'un tel prolongement. Aussi voyons-nous, dès que du semnopithèque nous passons au gibbon, la scissure de Sylvius envoyer sur le lobe frontal une division antérieure qui sera caractéristique du cerveau de tous les anthropoïdes (1). La partie antérieure élargie du lobe abaisse en effet son bord externe, comme une sorte de toit, par-dessus l'angle antéro-supérieur de l'insula, pour venir s'appliquer au bord supérieur de la première temporale ; elle contribue ainsi à former l'opercule : c'est une conséquence du développement du lobe en largeur.

Longue sur notre gibbon d'un peu plus de 6 millimètres (voyez pl. I, fig. 2), la branche sylvienne antérieure est horizontale chez cet anthropoïde (2); elle se place sur la limite de la face externe et de la face inférieure du lobe frontal, et, par conséquent, représente exactement la branche horizontale antérieure de l'homme.

Comme, en même temps qu'il s'étend en largeur, le bord externe du lobe se développe aussi en longueur, l'excès de longueur de la circonvolution frontale la plus externe donne lieu à un plissement qui s'effectue en avant de l'insula, autour de la branche anté-

(1) Cf. Broca, *Rev. d'anthrop.*, 1878, p. 22. — Chudzinski, *op. cit.*, p. 52.

(2) Cf. Rüdinger, pl. II, fig. 4. — Gratiolet, *Mém. sur les plis cérébr.*, Atlas, pl. IV.

rieure de Sylvius. Ce plissement est l'origine de la circonvolution de Broca.

Celle-ci n'est encore qu'une simple boucle très courte, qui, née de l'extrémité inférieure de la frontale ascendante, se replie au-dessus de la branche sylvienne pour en former ensuite la lèvre antérieure. Par la branche antérieure de l'unique méandre qu'elle décrit, elle longe le bord correspondant de l'insula, dont la sépare la rigole antérieure de ce lobe. Au seul examen de cette disposition, un fait saute tout de suite aux yeux : c'est que le sillon rostral, situé beaucoup plus haut que cette circonvolution rudimentaire, et très visible chez le gibbon où il se continue avec la branche infléchie du sillon courbe (1), ne prend aucune part à la délimitation du petit pli en question. Partant, celui-ci n'a rien de commun avec la circonvolution que Gratiolet a décrite comme la troisième frontale chez les singes inférieurs. Il est manifeste que le sillon rostral, repoussé vers le haut par le développement de la région qui nous occupe, n'est pas l'homologue du second sillon frontal ; et puisque la circonvolution de Broca apparaît seulement chez le gibbon, c'est en plein dans l'épaisseur de la deuxième frontale, nullement sur la limite de la deuxième et de la troisième, qu'il est situé au-dessous du gibbon.

On voit, en même temps, que la circonvolution de Broca n'est au début qu'une subdivision de la seconde frontale ou plutôt du lobule sous-rostral, aux dépens duquel elle se forme, absolument comme nous avons vu chez les Pithéciens les plus élevés la première frontale se former par le dédoublement du lobule sus-rostral. La séparation des deux plis inférieurs est encore fort incomplète chez le gibbon, du moins du côté de la convexité du lobe. C'est à peine si un léger sillon superficiel, inférieur et parallèle au sillon rostral, indique à ce niveau la subdivision commençante de l'étage sous-rostral en deux plis superposés. Les deux plis ont en réalité même racine à la frontale ascendante, et le sillon, qui ne se jette pas en arrière dans le prérolandique, n'est pas encore le second sillon frontal, mais plutôt la continuation du bord surcilier. On remarque, en effet, que la circonvolution de Broca rudimentaire reste confinée sur la face inférieure de l'hémisphère, et que la branche antérieure de Sylvius qu'elle entoure appartient plutôt à cette face qu'à l'externe. Cette disposition subsistera chez

(1) Ces deux sillons continus sont tracés en rouge sur la figure.

tous les anthropoïdes. Mais ce qui permet d'affirmer qu'il y a bien là un nouveau pli en voie de formation, c'est qu'en avant et en dedans, du côté du lobule orbitaire, la branche antérieure de ce pli est très nettement limitée par un long sillon incurvé à concavité postérieure, qui, partant du voisinage de la vallée de Sylvius, remonte jusqu'à la convexité de l'hémisphère. Ce sillon, qui n'existait pas chez les Pithéciens et qui est tout à fait distinct du sillon en H, sépare sur le lobule orbitaire la circonvolution de Broca de la deuxième frontale : c'est le sillon orbitaire externe.

Un fait capital, au point de vue de la constitution morphologique du lobe frontal des Primates supérieurs, se dégage de cet examen du cerveau du gibbon. Les deux étages frontaux primitifs des singes inférieurs s'y sont chacun dédoublés. Il y a maintenant, en réalité, quatre circonvolutions frontales, ou plus exactement deux lobules comptant chacun deux circonvolutions et séparés par le sillon rostral. La subdivision est complète sur le lobule supérieur ; elle est moins avancée sur l'inférieur, où la petite circonvolution de Broca est encore incomplètement séparée de sa voisine.

Autant pour ne pas jeter trop de trouble dans les comparaisons ultérieures avec le cerveau de l'homme que pour respecter les habitudes classiques, nous continuerons à dire la troisième circonvolution frontale en parlant de celle de Broca, bien qu'elle soit en fait la quatrième. Conséquemment, il nous faudra considérer les deux circonvolutions moyennes du lobe antérieur (la deuxième et la troisième) comme n'en faisant qu'une seule, la deuxième, longitudinalement subdivisée par le sillon rostral en deux moitiés immédiatement juxtaposées. Voilà pourquoi aussi nous disons que le sillon rostral est situé dans l'épaisseur de la seconde frontale. Pour être exact, il faudrait dire qu'il sépare celle-ci de la troisième. Ces explications et ces faits nous permettront de comprendre la morphologie toute spéciale, et restée inexpliquée, de la seconde frontale de l'homme.

Une question diversement résolue par les auteurs depuis Gratiolet se trouve élucidée par tout ce qui précède. Il s'agissait de savoir si l'étroitesse que présentent en avant les lobes frontaux chez les singes des deux dernières familles, était le résultat d'un moindre développement absolu des diverses circonvolutions frontales, celles-ci étant d'ailleurs en même nombre que chez l'homme, ou bien si elle dépendait de l'absence complète ou partielle de quelqu'un de ces plis. L'examen direct du cerveau des Pithéciens nous a déjà permis de répondre à cette question, mais la réponse ressort bien plus clairement encore de la comparaison de ce cerveau avec celui du gibbon. On voit en effet, sur ce dernier, l'accroissement en largeur du lobe frontal et l'atténuation du bec simien coïncider avec l'apparition d'un pli nouveau. Ce pli nouveau, encore très réduit soit du côté de la convexité, soit du côté du lobule orbitaire où sa branche antérieure (comprise entre la branche sylvienne et le sillon orbitaire externe) se fusionne, après retour à la vallée de Sylvius, avec les portions réfléchies des deux autres circonvolutions frontales, c'est la circonvolution de Broca.

Des constatations de cette nature sont en opposition formelle avec les idées de Gratiolet et de Pansch sur la constitution du lobe frontal chez les Primates inférieurs. On ne comprendrait pas que F^3 se réduisît tout d'un coup en passant de ceux-ci aux anthropoïdes, et que, représentée chez les premiers par toute la région corticale subjacente au sillon rostral, elle ne le fût plus chez le gibbon que par la petite boucle anté-sylvienne que nous avons décrite. Cette difficulté a certainement arrêté Gratiolet, ainsi qu'en témoigne la contradiction dans laquelle il tombe lorsqu'il numérote les circonvolutions frontales du gibbon, plaçant la troisième au coude de Sylvius. Son embarras augmente pour les anthropoïdes supérieurs ; et, ne pouvant logiquement regarder comme F^3 le petit pli sylvien, sous peine de démentir tout ce qu'il avait avancé pour les singes inférieurs, il est bien obligé de faire sa troisième frontale de tout l'étage sous-rostral. Mais la branche infléchie du sillon courbe disparaissant ici au milieu des plis secondaires du lobe, il ne sait plus au juste où mettre F^3 que, par définition, il avait comprise entre cette branche et le rostral (1).

Tant bien que mal, ces tentatives aboutissaient en somme à retrouver le type que l'on avait admis pour tous les Primates, sans s'être demandé au préalable si, dans l'espèce, une généralisation hâtive n'avait pas imposé comme la règle le cas particulier de l'homme, et si l'on avait été fidèle au principe que soi-même

(1) *Op. cit.*, pl. III. Gratiolet ne pouvait ici se guider sur le sillon f^1 qui est parfaitement dessiné chez les anthropoïdes, mais qu'il considérait comme un sillon de subdivision de la première frontale.

on avait posé, de s'élever toujours, dans les recherches de cet ordre, des états simples aux faits complexes.

La question, qui en était restée au point où l'avait laissée Gratiolet, revint en discussion lorsqu'en 1876 Pansch décrivit le premier cerveau de gorille (1).

Pour établir, chez cet anthropoïde, l'existence d'une troisième frontale fortement développée et visible sur la face convexe de l'hémisphère, conformément à ce qu'avait soutenu Gratiolet pour le chimpanzé et l'orang, Pansch n'hésita pas à faire intervenir la branche antérieure de Sylvius, que trois ans après il devait déposséder au profit du *sulcus frontalis*. Mais nous verrons que, proportion gardée, cette branche n'est pas plus grande chez le gorille que chez le gibbon, et qu'elle occupe chez l'un la même situation que chez l'autre sur les confins du lobule orbitaire. Aussi Pansch la méconnaît-il et décrit-il comme telle une anfractuosité qui en est tout à fait différente. Sous le nom de branche antérieure de Sylvius, il désigne un très grand sillon horizontal émanant, d'après lui, de la scissure sylvienne, et remontant par un trajet légèrement curviligne et rétrograde jusque sur la convexité de l'hémisphère. La troisième frontale serait représentée, par suite, par le large et grand pli qui surmonte et entoure ce sillon. Au niveau de sa base élargie, celui-ci laisse apercevoir, dans une étendue de 8 à 10 millimètres, le premier pli de l'insula.

Bischoff a justement combattu cette opinion de Pansch (2). Il a montré que la prétendue branche sylvienne antérieure de ce dernier est étrangère à la scissure de Sylvius ; qu'elle représente le sillon orbitaire externe ou sillon latéral (*sulcus orbitalis*), prolongé en arrière jusqu'au voisinage de la scissure de Sylvius, mais sans communication directe avec la fosse sylvienne. Pour établir cette interprétation, il fait remarquer qu'au-dessus et en arrière du sillon dont il s'agit, le bord de l'opercule présente un léger feston profondément situé à la partie antérieure de la fosse de Sylvius et formé de deux branches, l'une postérieure ascendante, l'autre antérieure descendante, entre lesquelles pénètre une dépression légère qui correspond au siège habituel de la branche antérieure de Sylvius. Cette dépression est donc pour lui l'homologue de la branche antérieure ; et comme celle-ci est

(1) Ueber die Furchen und Windungen am Gehirn eines Gorilla.
(2) Ueber das Gehirn eines Gorilla.

toujours unique, le sillon décrit par Pansch sous ce nom en est certainement différent.

Broca a parfaitement compris la portée de cette dissidence entre les deux anatomistes allemands, et il s'en explique en des termes qui posent la question sur son véritable terrain : « On pourrait croire; écrit-il, qu'il ne s'agit que d'une discussion de mots ; mais ce sont bien les faits eux-mêmes qui sont en question : si le grand sillon, appelé par M. Pansch branche antérieure de la scissure de Sylvius, est réellement une branche de cette scissure, la circonvolution qui l'entoure est la troisième circonvolution frontale, et celle-ci, par conséquent, est assez grande. Si, au contraire, ce sillon n'est pas une branche de la scissure de Sylvius, si c'est le sillon orbitaire externe, la circonvolution qui le borde n'est pas la troisième circonvolution frontale, mais la seconde, et dès lors il ne reste plus, pour représenter sur le cerveau du gorille la troisième circonvolution frontale, que le tout petit feston signalé par M. Bischoff. Ce dernier auteur applique, d'ailleurs, la même interprétation au cerveau des autres anthropoïdes, et il en conclut que la troisième circonvolution frontale, si développée chez l'homme, est très rudimentaire chez l'orang et le chimpanzé, et presque nulle chez le gorille (1) ».

Après examen de nouveaux cerveaux de gorille, chacun des deux adversaires a cru devoir maintenir la position que, dès le principe, il avait prise dans ce débat. C'est à peine si M. Pansch (2) a fait légèrement fléchir la rigueur de ses affirmations premières, en invoquant la grande variabilité de la circonscription antérieure de la fosse sylvienne du gorille, variabilité qui, *dans certains cas*, permettrait, dit-il, de décrire le sillon orbitaire de Bischoff comme la branche antérieure de Sylvius.

Une étude attentive de la question nous a conduit, comme elle avait conduit Broca et Rüdinger (3), à pleinement accepter la description de Bischoff.

Voici comment les choses se présentent chez le gorille, où, sous des dimensions plus grandes, on peut dire que la troisième frontale est essentiellement conformée sur le même type que chez le gibbon. On sait, d'ailleurs, que dans la hiérarchie cérébrale des

(1) *Rev. d'anthrop.*, 1878, p. 24.
(2) Einige Bemerkungen über den Gorilla und sein Hirn.
(3) *Op. cit.*, p. 154.

anthropoïdes le gorille n'occupe que l'avant-dernier rang, immédiatement au-dessus du gibbon. Si, par les dimensions relatives de ses lobes, son cerveau se rapproche plus qu'aucun autre du cerveau humain, les circonvolutions y sont plus simples, plus larges et moins tortueuses que chez les deux autres grands anthropoïdes.

Sur ce cerveau, il existe de chaque côté une branche sylvienne antérieure unique qui mesure de 10 à 12 millimètres de longueur (elle peut être inégale d'un côté à l'autre). Elle se porte horizontalement en avant, vis-à-vis le sommet du pli antérieur de l'insula, en cheminant sur le bord externe de la face orbitaire du lobe frontal, où elle sépare la portion supérieure de la circonvolution de Broca de sa portion inférieure ou réfléchie. — Cette circonvolution « naît de la frontale ascendante par une racine large mais courte, qui va former presque aussitôt le bord supérieur de la branche horizontale antérieure de la scissure de Sylvius ; elle se replie brusquement sur l'extrémité de cette branche en s'amincissant beaucoup, et, après cette réflexion, passe dans le lobule orbitaire en formant la troisième circonvolution orbitaire.... Dans sa portion orbitaire, elle est longée par un sillon profond qui est incontestablement le sillon orbitaire externe. Ce sillon très long se prolonge, en prenant une direction transversale, sur la face externe de l'hémisphère (1). » (Voy. pl. I, fig. 3). La circonvolution se termine sous la pointe du lobe temporal, sur les confins de la vallée de Sylvius, en se réunissant, en face de l'extrémité antérieure du premier pli de l'insula, à la portion réfléchie de la seconde frontale qui forme, comme toujours, la plus grande partie du lobule orbitaire. La portion courte mais assez épaisse qui est située au-dessus de la branche sylvienne antérieure, émet en haut un pli anastomotique (teinté en rouge dégradé sur la figure). Ce pli longe le second sillon frontal en voie d'apparition, puis contourne l'extrémité supérieure du sillon orbitaire externe pour aller se jeter dans la seconde frontale.

La troisième frontale du gorille est donc, comme celle du gibbon, très nettement limitée en bas et en avant par le sillon orbitaire externe, qui la sépare de la deuxième circonvolution orbitaire. Par suite de la direction divergente du sillon, celle-ci est très élargie en avant et très rétrécie en arrière, de telle sorte

(1) Broca, *op. cit.*, p. 30.

qu'il y a manifestement, ainsi que chez l'homme, convergence des circonvolutions orbitaires vers un point commun ou pôle de terminaison.— La limite supérieure de F^3 est ici beaucoup mieux indiquée qu'elle ne l'est chez le gibbon. L'anastomose supérieure qu'émet la circonvolution est en effet séparée, dans sa portion ascendante, de la seconde frontale par un sillon court et rectiligne qui se détache de la partie inférieure et externe du sillon prérolandique : c'est le sillon f^2 qui apparaît. Il y a donc progrès chez le gorille par rapport au gibbon, non seulement en ce que la circonvolution n'est plus limitée à la face orbitaire et pousse un prolongement sur la convexité, mais encore en ce que, de ce dernier côté, elle n'est plus fusionnée avec la partie sous-rostrale de F^2 : elle s'en différencie par l'établissement d'une limite réciproque qui est le second sillon frontal. On assiste, en résumé, lorsqu'on passe des Pithéciens au gibbon et de celui-ci au gorille, à la constitution d'une quatrième circonvolution frontale (circonvolution de Broca), d'abord mal circonscrite, puis indépendante, et due manifestement à une subdivision, tant du côté du lobule orbitaire que du côté de la convexité de l'hémisphère (1), du grand étage sous-rostral primitif.

La complication n'étant pas poussée très loin sur le cerveau du gorille, on y retrouve assez bien les traces de la division binaire que présente celui des singes inférieurs. La branche infléchie du sillon courbe et le sillon rostral, parfois placés sur le prolongement l'un de l'autre, y sont encore visibles. Situés dans l'épaisseur de la circonvolution qui surmonte celle de Broca, le médiocre développement en hauteur de cette dernière et l'aplatissement du cerveau font qu'ils se trouvent très rapprochés encore du bord surcilier. Le rostral aboutit toujours à la pointe de l'hémisphère, bien que le cerveau, considérablement élargi et de forme elliptique, se termine en avant non plus par un bec, mais par une extrémité arrondie. En face de la terminaison du rostral, se place l'extrémité antérieure de la branche interne du sillon en H, branche qui continue sur le lobule orbitaire le sillon précédent. Toujours, au-dessus de ce dernier (étage sus-rostral), on compte deux racines, celle de F^1 et celle de la moitié supé-

(1) Sur le lobule orbitaire comme sur la convexité, F^3 est moins développée que chez l'homme ; elle n'empiète pas autant sur F^2, et n'enlève pas encore à celle-ci la partie située en arrière de la branche transversale du sillon en H.

rieure de F^2 ($F^{2'}$), soit en réalité deux circonvolutions frontales. Au-dessous du rostral (étage sous-rostral), on compte de même deux racines : celle de la moitié inférieure ou sous-rostrale de F^2 (en réalité troisième circonvolution frontale, $F^{2''}$) et celle de F^3 (en réalité quatrième circonvolution frontale, circonvolution de Broca). A la face inférieure du lobe, on trouve pareillement deux plis réfléchis en dedans, et deux en dehors de la branche interne du sillon en H.

Nous ne quitterons pas le cerveau du gorille sans signaler les variétés nombreuses qu'on y observe dans la figure du pli qui nous occupe: on en rencontre presque autant que l'on examine de cerveaux. Bien que l'influence des variations individuelles soit moindre chez les anthropoïdes que chez l'homme, elle y est déjà très sensible, ainsi qu'on le constate ici. Par exemple, sur le gorille n° 2, âgé de 2 ans 1/2, du Musée Broca (moule 231), nous avons vu la circonvolution réduite à la courte branche postérieure qui en forme le pied. La branche antérieure de l'arc qu'elle décrit, cachée dans la profondeur, est si étroite que le sillon orbitaire externe occupe la place de la branche sylvienne antérieure non visible. C'est le pied et l'extrémité inférieure de la frontale ascendante qui, en s'avançant au-devant de la limite externe du lobule orbitaire, forment l'opercule de l'insula. A gauche toutefois, on aperçoit encore l'extrémité de la branche sylvienne antérieure, dans l'interstice de l'opercule et du lobule orbitaire. Nous avons constaté une disposition analogue sur un second cerveau de gorille très complexe.

Sur le gorille dont le cerveau, recueilli par le docteur Nègre, a été décrit par Broca (1), les deux branches de la circonvolution du côté droit s'écartent un peu en arrière, et laissent un petit espace triangulaire au fond duquel on aperçoit, en inclinant le cerveau, la pointe du pli antérieur de l'insula.

Il y a lieu sans doute de tenir compte aussi, pour toutes ces dispositions, de l'âge des animaux. Chez l'anthropoïde comme chez l'homme, le volume absolu et relatif du lobe frontal est au minimum dans l'enfance. Le développement de la partie inférieure du lobe n'est pas achevé à la naissance, il est même encore très éloigné de son terme ; la région de l'opercule est rudimentaire, et il en résulte que l'extrémité antérieure de l'insula apparaît, dans

(1) *Op. cit.*, p. 23.

une étendue plus ou moins considérable, à la base de la branche horizontale antérieure de la scissure de Sylvius. Il en était ainsi sur le cerveau du jeune gorille de Hambourg, âgé de 6 mois, qu'ont décrit Pansch et Bischoff.

Nous arrivons aux deux genres qui, dans la hiérarchie cérébrale, tiennent la tête de la famille des Anthropoïdes : le chimpanzé et l'orang.

Par la grandeur du lobe frontal, le cerveau du gorille se rapproche, il est vrai, plus qu'aucun autre du type humain ; mais il s'en éloigne par la simplicité générale de ses circonvolutions. Sa complication moindre le met notablement au-dessous de celui du chimpanzé. Sous ce rapport, le chimpanzé est lui-même en moyenne un peu inférieur à l'orang.

L'existence de ce rapport inverse entre le caractère du volume et celui de la complication se vérifie pour la circonvolution inférieure du lobe frontal. Plus petite peut-être que celle du gorille, cette circonvolution est ici plus flexueuse. La place plus restreinte qu'elle occupe sur le lobe contribue à diminuer la largeur de celui-ci, à lui communiquer l'aspect moins arrondi, plus atténué qu'il présente en avant, surtout chez certains orangs. La complication se traduit par une inflexion plus marquée du pli derrière l'extrémité postérieure du sillon orbitaire externe, inflexion d'où résulte une petite saillie operculaire qui s'avance au-devant de l'insula, dont elle recouvre la partie antérieure. Loin que la circonvolution se termine chez les anthropoïdes par continuité avec l'extrémité antérieure du premier pli de l'insula, ainsi que l'ont dit Broca (1) et Rüdinger, on la voit très bien, pour peu que l'on écarte la pointe du lobe temporal, se réunir après inflexion aux autres plis frontaux sur le bord postérieur du lobule orbitaire.

La situation, les limites et les rapports de F^3 sont d'ailleurs chez les deux anthropoïdes supérieurs ce qu'ils sont chez le gorille. Il en est de même de sa forme générale, qui se ramène à une anse encadrant une branche sylvienne longue de 5 à 13 millimètres, et émettant par sa convexité tournée en haut une anastomose pour F^2. Située presque tout entière sur le lobule orbitaire, la circonvolution est généralement peu visible sur la convexité de l'hémisphère ; il faut, pour l'apercevoir, renverser légèrement

(1) *Op. cit.*, p. 30.

celui-ci sur sa face interne (voy. pl. I, fig. 4 et 5). Le sillon orbitaire externe, très long sur quelques cerveaux, peut remonter jusqu'au sillon courbe et à l'origine du rostral, circonscrivant ainsi complètement en avant et en haut la circonvolution et, avec elle, l'anastomose F^3-F^2 (fig. 5). Dans d'autres cas, il reste séparé du rostral par une anastomose plus ou moins large, qui, partie de la première frontale, passe à la deuxième, s'infléchit à concavité postérieure devant l'extrémité antérieure du sillon courbe qu'elle sépare (lorsqu'à ce niveau elle est superficielle) du sillon rostral, puis une seconde fois à concavité antérieure, en arrière de ce dernier sillon. Jetant ainsi un pont entre la moitié sus-rostrale et la moitié sous-rostrale de F^2, elle va finalement se jeter dans la circonvolution de Broca (fig. 4). Cette anastomose qui parcourt toute la largeur du lobe frontal, en réunit les différents étages.

Le sillon rostral occupe le bord surcilier ; il est généralement bien visible, surtout sur certains cerveaux d'orangs. — La branche infléchie du courbe, continue ou non avec le précédent, est plus difficile à retrouver : en raison de la complication du lobe, ce n'est plus quelquefois qu'une simple incisure perdue au milieu des plis secondaires, et qui, partant du sillon prérolandique à la jonction de sa partie inférieure et de sa partie moyenne, forme la limite supérieure de l'anastomose ci-dessus décrite, au moment où elle passe de l'étage sus-rostral à l'étage sous-rostral (1).

(1) Embarrassé, comme l'avait été Gratiolet, par la délimitation des étages frontaux chez les anthropoïdes, Gromier, pour les ramener à l'homologie avec le schème classique, donne du lobe frontal du gibbon (*op. cit.*, p. 74) une description de laquelle il semble résulter que pour lui le rostral, qui en fait est ici confondu avec le sillon courbe, aurait changé de position et aurait pris la place de l'orbitaire externe, l'anastomose F^3 — F^2 représentant le pli courbe frontal déjeté. C'est ne tenir compte ni de la réduction que, dans cette hypothèse, aurait subi le pli de Broca, ni de l'apparition de la branche sylvienne antérieure. Il n'est pas plus juste de dire que l'étage frontal supérieur a acquis « un énorme développement » : c'est toujours l'erreur de Gratiolet prenant pour premier pli frontal tout ce qui est au-dessus du sillon courbe. — En ce qui concerne l'orang (*ibid.*, p. 78), l'auteur passe sous silence le sillon orbitaire externe. Le sillon rostral est convenablement placé ; mais alors, si c'est ce sillon qui délimite la troisième frontale, tout le lobule orbitaire appartient à celle-ci. L'anastomose $F^{2'}$—$F^{2''}$ (portion supérieure du pli courbe frontal) est confondue avec la deuxième frontale. Quant à « l'étonnante largeur » atteinte par l'étage supérieur dédoublé, elle résulte de la réunion arbitraire de F^1 et de $F^{2'}$. — Ces homologies erronées sont maintenues pour le chimpanzé (*ibid.*, p. 83 et suiv.).

Nous nous sommes contenté d'un aperçu très général de la constitution de la région, vu l'impossibilité de tenir compte dans une seule et même description des variétés extraordinairement nombreuses qu'on y observe, variétés dans l'étendue, dans la délimitation d'avec le reste du lobe, et jusqu'à un certain point dans la forme.

C'est ainsi que parfois, sur une partie plus ou moins grande de son trajet, la circonvolution se trouve située en profondeur. Il faut, en pareil cas, tenir grand compte de l'influence de l'âge. Par exemple, sur les chimpanzés jeunes n°s 2 et 189 du Musée Broca, l'insula est à découvert en avant, la branche antérieure de l'arc décrit par la circonvolution de Broca est profonde : de là une dépression entre le bord externe du lobule orbitaire, formé par F^2, et la branche postérieure, seule apparente, de la circonvolution. La branche sylvienne antérieure, passant par-dessus cette dépression, semble par suite se jeter dans le sillon orbitaire externe. On peut conclure de cette disposition que, chez les anthropoïdes, le développement de la portion correspondante de l'opercule sylvien a lieu d'arrière en avant, la branche postérieure de la boucle décrite par F^3 se formant avant l'antérieure.

Lorsque l'insula n'est pas entièrement recouvert, c'est le pli antérieur de ce lobule qui apparaît au-dessus de la pointe du lobe temporal ; dans ce cas, la branche horizontale antérieure de la scissure de Sylvius est écartée en triangle, et c'est entre ses deux bords que s'effectue la petite saillie de l'insula.

La circonvolution de Broca peut être limitée en haut par un commencement de second sillon frontal qui, long d'un centimètre environ, se détache à angle droit ou aigu du sillon prérolandique, à quelques millimètres au-dessus de son extrémité inférieure ; ce sillon f^2 repousse en avant l'anastomose F^3— F^2, dont la courbe encadre son extrémité antérieure comme le montre la fig. 4 de la pl. I.

Au point de vue du dessin morphologique général, les différences sont très grandes entre les individus. Sur certains cerveaux, le type est très simple, très évident (ex. : l'orang 218 du Musée Broca) ; sur d'autres, il est très difficile à débrouiller à première vue. Nous avons eu entre les mains un cerveau de jeune chimpanzé (n° 4, 198, Musée Broca), qui n'était guère plus compliqué dans l'ensemble que certains cerveaux de cynocéphales ; la circonvolution de Broca y rappelait celle du gibbon. Il nous paraî plus que probable que de telles différences ne sont pas seulement individuelles ; que maintes fois on a affaire à des différences spécifiques (1). On sait que le genre chimpanzé compte au moins trois espèces.

Nous avons dit que le cerveau du chimpanzé et celui de l'orang l'emportent sur celui du gorille par leur plus grande complication. Cette complication se traduit sur le lobe frontal par l'apparition, chez quelques sujets, d'une seconde incisure communiquant avec le fond de la scissure de Sylvius, et située plus ou moins au-dessus et en arrière de la branche horizontale antérieure de cette scissure. Longue de 9 à 15 millimètres, parfois inégale d'un côté à l'autre, tantôt aussi grande et même plus grande que la précédente, tantôt au contraire très petite, elle se porte en haut et en avant ou presque verticalement en haut à partir de la scissure, et mérite, par conséquent, le nom de branche ascendante de la scissure de Sylvius. Elle représente notre branche ascendante, apparaissant ici pour la première fois chez les Primates (2). Quoique assez fréquente, elle n'est pas constante dans son existence : nous l'avons notée une seule fois sur nos cinq cerveaux de chimpanzé, et deux fois sur nos cinq orangs. Elle peut n'exister que d'un seul côté. Lorsqu'elle existe, il en résulte la formation, entre elle et la branche horizontale antérieure, d'un cap plus ou moins arrondi, et alors, au premier abord, F^3 semble décrire sur ces deux branches un double méandre.

En examinant les choses de plus près, on reconnaît que ce cap n'appartient pas tout entier, mais seulement dans sa partie antérieure, à la circonvolution de Broca, laquelle ne décrit jamais qu'un seul méandre, déterminé par la branche antérieure. Jamais, en effet, la branche ascendante ne pénètre dans cette circonvolution, mais toujours dans le pied de la frontale ascendante, *en arrière* du sillon prérolandique. Elle détache ainsi de ce pied tout un segment qui constitue la branche postérieure du cap ; cette branche se réunit à l'antérieure en s'infléchissant au-dessous du sillon prérolandique. Celui-ci descend dans l'épaisseur du cap jusqu'au voisinage de son sommet (voy. pl. I, fig. 4). Cette situation de la branche ascendante chez les deux anthropoïdes supé-

(1) Cf. Broca, *op. cit.*, p. 43.

(2) Chez le gorille, il n'y a dans le point correspondant qu'une ondulation légère, indice à peine apparent d'une branche ascendante.

rieurs, est la conséquence du faible développement de F^2 en longueur (d'avant en arrière). Nous allons la voir se modifier chez l'homme, en même temps que le lobe frontal, s'accroissant dans toutes ses dimensions, s'étendra notamment en longueur.

Pour nous résumer : la circonvolution de Broca apparaît chez les Anthropoïdes ; elle n'existe pas au-dessous d'eux. Son développement est parallèle à celui de la branche horizontale antérieure de la scissure de Sylvius, dont l'existence est constante dans la seconde famille des Primates. Dans cette famille, la circonvolution est encore rudimentaire, réduite à un méandre unique : c'est un simple accident de perfectionnement, présenté par la portion sous-rostrale de la seconde frontale (1). Les Anthropoïdes ont toujours au moins une branche sylvienne. Il n'y en a qu'une, l'antérieure, chez le gibbon et le gorille. Il y en a parfois deux, tantôt d'un seul, tantôt des deux côtés, chez l'orang et le chimpanzé ; mais l'ascendante n'est qu'accessoire, elle n'appartient pas à F^3.

§ 3

Lorsqu'on étudie comparativement dans la série des Primates la morphologie des lobes frontaux, et nous possédons maintenant tous les éléments de cette comparaison, il est impossible de n'être pas frappé de la confirmation qu'en reçoit la thèse soutenue avec tant d'éclat par Broca et par Huxley. La mise en parallèle des différents systèmes anatomiques, la constitution du cerveau dans son ensemble, prouvent qu'entre l'homme et les anthropoïdes la distance est moins grande qu'entre ces derniers et les singes inférieurs. L'absence de la circonvolution de Broca chez les Cébiens et les Pithéciens, son apparition chez les Anthropoïdes, son développement chez l'Homme, apportent à l'appui de cette thèse un puissant argument.

Qu'une étape considérable ait été franchie dans l'évolution sériaire le jour où l'étage inférieur du lobe frontal est devenu ce qu'il est chez nous, c'est toutefois ce qu'après la description détaillée faite au chapitre précédent on ne saurait nier. La constitution d'une fonction cérébrale nouvelle suffirait à la rigueur pour expliquer et ce développement, et l'immense différence qui, de ce

(1) Cf. Chudzinski, *Op. cit.*, p. 55, 59, 60, 66, 75.

chef, existe entre l'être doué de la parole et celui qui ne parle point. Ou, si l'on veut, l'organe faisant la fonction autant que celle-ci fait l'organe, on comprend, en présence de ce développement, que l'homme seul ait pu atteindre au langage articulé. Mais une des lois les mieux établies de la linguistique nous montre la fonction phonétique évoluant, dans l'humanité comme chez l'individu, d'une façon graduelle et progressive. Cette loi ne permet guère d'admettre que la plus compliquée, la plus difficile, la plus longue à acquérir des facultés que l'hérédité ne transmet pas, le réflexe artificiel (Huxley) dont l'organisation et la fixation dans la trame cérébrale ont dû coûter à l'homme le plus de peine, ait pu prendre naissance chez lui soudainement, alors que les espèces immédiatement voisines n'en présentent pas le plus léger indice. Une transition apparaît ici nécessaire. Le langage est le plus hautement spécialisé de tous les processus nerveux de l'homme. C'est lui surtout qui a creusé le fossé entre l'homme et l'animal ; et ce fossé déjà bien profond sera presque un abîme, au jour prochain où, avec les anthropoïdes, auront disparu les derniers représentants des races inférieures. Qu'autrefois par-dessus ce fossé un pont ait existé, c'est ce qui est pour nous évident. Parmi les raisons qui portent à le croire, il en est une que le sujet même dont nous nous occupons fournit. La circonvolution de Broca est, en effet, au nombre de ces caractères anatomiques qui présentent chez l'homme un état de développement en quelque sorte subit, à l'égard duquel les espèces les plus voisines de la nôtre ne nous montrent que des transitions très insuffisantes. La disproportion qui éclate entre cette région cérébrale chez les anthropoïdes et chez l'homme, témoigne, entre autres preuves, que le passage des premiers au second ne s'est pas fait directement. La forme de transition a vraisemblablement été réalisée par un être mixte, véritable homme-singe ou anthropopithèque (1) (G. de Mortillet), qui n'était peut-être pas aussi dépourvu de la parole que le pense Haeckel, encore que son langage fût sans doute très rudimentaire.

Quoi qu'il en soit, aussitôt que des anthropoïdes on s'élève à l'homme, on voit la circonvolution de Broca acquérir des dimensions considérables tant en longueur qu'en largeur.

(1) Cf. Ab. Hovelacque et G. Hervé, Précis d'Anthropologie, p. 184, 206.

En longueur, son accroissement se traduit d'une part par la place qu'elle occupe maintenant sur le lobule orbitaire, aux dépens de la seconde frontale ; de l'autre, par le refoulement en arrière qu'à raison de l'allongement du lobe frontal tout entier, elle fait subir à la région rolandique. Il résulte de ces transformations que la circonvolution est désormais assez longue pour que la branche ascendante de Sylvius en pénètre le bord inférieur (chez les anthropoïdes elle entamait la frontale ascendante), et pour que le pied, c'est-à-dire le centre de la mémoire motrice des mots, trouve place entre la branche en question et le sillon prérolandique. L'allongement éprouvé par la région est donc mesuré par toute la distance qui sépare la frontale ascendante de la branche postérieure du méandre décrit par F^3 sur la branche sylvienne antérieure. A ce méandre, qui seul constitue la circonvolution chez les anthropoïdes, s'en est ajouté un second, formé par le pied et la branche postérieure du cap, et incurvé sur la branche ascendante. On voit par là que le développement, considéré dans la série, se fait d'avant en arrière, la boucle qui chez les anthropoïdes est attenante au pied de la frontale ascendante se trouvant reportée plus en avant chez l'homme.

Mais l'allongement ne résulte pas seulement de l'intervalle plus grand qui se trouve exister entre les deux extrémités de la circonvolution ; il résulte encore des sinuosités que décrit celle-ci et qui la décomposent en plis secondaires. Devenue beaucoup plus longue que la distance, même agrandie, qui sépare son origine de sa terminaison, elle ne peut trouver place entre le lobule orbitaire et la frontale ascendante qu'en se repliant plusieurs fois sur elle-même, en décrivant des méandres plus ou moins compliqués et, par conséquent, assez variables, mais toujours au nombre de deux principaux : l'un déterminé par la branche antérieure, l'autre par la branche ascendante de Sylvius. Celle-ci est comme celle-là absolument constante ; et leur coexistence peut être considérée comme étant chez l'homme la caractéristique de la circonvolution de Broca.

En largeur, l'accroissement de cette circonvolution a pour résultat de la faire passer de la région du lobule orbitaire, où elle était presque entièrement confinée, sur la convexité. Ainsi élargie, elle repousse en haut la circonvolution sous-rostrale (troisième frontale), dont la sépare maintenant une limite, le second sillon frontal, qui n'était qu'indiquée chez les anthropoïdes. La première circonvolution frontale, s'élargissant de son côté (1), refoule en bas le pli sus-rostral. Comprimées entre les deux circonvolutions extrêmes, les deux circonvolutions moyennes tendent à se fusionner, et elles se fusionnent en effet dans nombre de cas.

De là vient que presque tous les anatomistes n'ont reconnu chez l'homme que trois circonvolutions frontales, alors qu'il y en a en réalité quatre. Mais cette fusion de la deuxième et de la troisième n'est qu'une apparence, et d'ailleurs elle est rarement assez complète pour faire méconnaître le type véritable. Alors même que de nombreux plis anastomotiques semblent unir en une seule les deux circonvolutions moyennes, et effacent presque entièrement les traces de leur séparation primitive, des indices non équivoques décèlent la dualité de la circonvolution censée unique (deuxième frontale des auteurs) qui est le produit de cette union. Presque toujours, cette circonvolution naît de la frontale ascendante par une double racine. Toujours elle se fait remarquer par sa largeur un peu supérieure à celle de F^1, et qui reste à peu près la même dans sa portion postérieure et dans sa portion moyenne.

Mais sur un grand nombre de cerveaux, et non tous parmi les plus simples, la face convexe de F^2 est parcourue en son milieu par une série d'incisures et de sillons isolés, quelquefois continus, qui manifestement la dédoublent sur une partie plus ou moins notable de sa longueur en deux plis distincts. Il n'est pas très rare d'y retrouver en arrière, entre les deux racines, la branche infléchie du sillon courbe, et sur la partie antérieure de la circonvolution, où ces incisures isolées affectent ordinairement une direction plus ou moins transversale, le sillon rostral. Broca a très bien vu chez l'homme ce dernier sillon, bien qu'il n'en ait pas saisi la signification. « Dans sa portion antérieure, dit-il, au moment d'atteindre le bord surcilier, la seconde frontale s'élargit d'une manière notable aux dépens de la première frontale qui se rétrécit, et souvent aussi aux dépens de la troisième, de sorte qu'elle forme la plus grande partie du bord surcilier de l'hémisphère. Le premier sillon frontal présente à ce niveau une disposition assez variable. Toutefois, il aboutit assez généralement à une incisure à peu près trans-

(1) Chez l'homme seul, cette circonvolution est toujours dédoublée sur tout ou partie de sa longueur. Si Gratiolet a avancé qu'il en était de même chez les anthropoïdes, c'est qu'il a arbitrairement réuni chez eux le pli sus-rostral à la première frontale, le premier sillon frontal figurant pour lui l'incisure de dédoublement.

versale, qui correspond au bord surcilier, et qui se porte en dehors dans l'épaisseur de la seconde frontale, pendant qu'une autre branche se dirige en dedans vers la pointe du lobe (1) ». Cette incisure transversale, que l'on retrouve toujours avec un peu d'attention, répond à ce que Wernicke a nommé le *sillon fronto-marginal*. Elle représente pour nous ce qui reste du sillon rostral simien.

Si, influencés par le souvenir des descriptions classiques, les auteurs n'ont pas su reconnaître sur le cerveau de l'homme l'existence, sinon constante, du moins typique et régulière, de quatre circonvolutions frontales, quelques-uns cependant, rencontrant dans certains cas cette disposition, n'ont pu s'empêcher de la relever et lui ont attribué la valeur d'un caractère d'exception.

C'est ainsi que Benedikt, constatant sur un très grand nombre de cerveaux d'assassins l'existence d'un dédoublement complet ou incomplet d'une des deux premières frontales, a rapproché ce type quaternaire, qu'il considère comme anormal, du type cérébral des grands carnassiers (2). Notons d'abord qu'il faut mettre hors de cause la première frontale, dont le dédoublement est un caractère de perfectionnement exclusivement propre à l'homme, et constant chez lui (3). Le sillon de dédoublement φ de Benedikt n'a absolument rien de commun avec notre sillon rostral. Quant au dédoublement de la seconde frontale, il est parfaitement exact qu'il rapproche le cerveau de l'homme du type cérébral des mammifères inférieurs (et l'on en trouverait au besoin d'autres preuves dans la constitution du lobe pariétal et de l'occipital) ; mais il n'est nullement anormal, comme M. Benedikt aurait pu s'en convaincre, si au lieu de chercher ses points de comparaison chez les Carnassiers, il les eût pris chez les Primates.

En 1879, M. le Dr V. Hanot rencontrait quatre fois, sur onze autopsies pratiquées à l'infirmerie centrale des prisons de la Seine, les circonvolutions frontales au nombre de quatre (4). La circonvolution surnuméraire était due visiblement au dédoublement de la deuxième frontale. M. Hanot hésitait toutefois, et avec

(1) *Rev. d'anthrop.*, 1884, p. 9.
(2) Anatom. Studien an Verbrecher-Gehirnen, p. 2, 113.
(3) Broca, *Loc. cit.*, p. 6.
(4) Quatre observations de dédoublement de la deuxième circonvolution frontale chez des malfaiteurs (*C.-R. de la Société de Biologie*, 1879, p. 365).

raison, à faire de ce dédoublement une caractéristique du cerveau des criminels.

Plus récemment, M. le professeur Bouchard (de Bordeaux) a cru pouvoir être plus affirmatif (1). Présentant à la Société d'anthropologie de Bordeaux trois cerveaux d'assassins suppliciés, il a fait ressortir que le dédoublement signalé par Benedikt se retrouvait sur les lobes frontaux de ces trois cerveaux, lobes qui tous présentaient quatre pieds d'insertion sur la frontale ascendante. Comme, d'après l'auteur, « le type humain des circonvolutions frontales est ternaire », il en a conclu que les assassins « se rapprochent bien évidemment du type qui est normal chez les grands carnassiers ». Sans insister sur les conséquences que M. Bouchard fait découler de ces constatations en ce qui touche l'anthropologie juridique et le droit pénal, nous remarquerons que l'objection qui vient ici naturellement à l'esprit, l'auteur se l'est faite à lui-même. « Est-il des êtres humains qui, en dehors des assassins, présentent ce type anormal quaternaire des circonvolutions frontales ? » Et lui-même nous dit avoir trouvé une fois, sur un cerveau oublié sur une table d'autopsie, une quatrième circonvolution frontale se rattachant par un pied distinct à la frontale ascendante.

C'est là une observation qu'il ne serait pas difficile de répéter sur des cerveaux quelconques. Souvent, en effet, comme le dit très bien M. Féré (2), la deuxième circonvolution frontale « est subdivisée par un sillon parallèle à sa direction, et qui la dédouble quelquefois jusqu'à son insertion à la frontale ascendante : il existe alors quatre circonvolutions frontales. Mais ce dédoublement ne répond à aucune particularité physiologique ou psychologique connue ; c'est à tort qu'on a cru qu'il appartenait en propre à certaines catégories de criminels ».

MM. Bourneville et d'Olier, rencontrant de leur côté, sur le cerveau d'un épileptique stupide, ce dédoublement de la deuxième frontale, tellement accentué qu'on pouvait croire au premier abord à quatre circonvolutions parallèles, font cette très juste remarque : « Il paraît au moins exagéré de persister à considérer comme une même circonvolution deux plis parallèles, égaux en

(1) Etudes sur les circonvolutions frontales de trois cerveaux d'assassins suppliciés (*Bull. de la Soc. d'anthrop. de Bordeaux et du Sud-Ouest*, t. III, 1886, p. 12).

(2) Traité élém. d'anat. médic. du syst. nerveux, p. 76.

volume, égaux aussi aux circonvolutions voisines, et séparés par un sillon aussi profond que les autres sillons parallèles (1). »

Pour nous, l'explication de tous ces faits prétendus exceptionnels est simple. L'anatomie comparée seule pouvait la fournir, comme seule elle a permis d'interpréter rationnellement toutes les particularités de l'organisme humain. Le type quaternaire des circonvolutions frontales est le type régulier et normal du cerveau de l'homme. Il se rattache directement au type également quaternaire des lobes frontaux des anthropoïdes, qui lui-même n'est que le doublement du type frontal binaire des Primates inférieurs. Le sillon rostral sur la convexité, la branche interne du sillon en H sur le lobule orbitaire, établissent la division primitive en deux étages ; le sillon f^1 prolongé par l'olfactif, le sillon f^2 prolongé par l'orbitaire externe, déterminent la subdivision secondaire en quatre circonvolutions (2).

La circonvolution de Broca est donc, chez l'homme, la quatrième circonvolution frontale, et non pas la troisième.

(1) Rech. clin. et thérap. sur l'épilepsie, l'hystérie et l'idiotie, 1881, p. 56.

(2) Il n'est pas inutile de faire remarquer que la distribution vasculaire à la surface des lobes frontaux confirme ces démarcations. Sur la convexité, toute la première frontale et la moitié supérieure de la deuxième (des classiques) font partie du territoire vasculaire de la cérébrale antérieure ; la moitié inférieure de la deuxième et la circonvolution de Broca appartiennent à la zone de distribution de l'artère sylvienne. — Sur le lobule orbitaire, la branche interne du sillon en H sépare de même les champs de distribution de ces deux artères.

La confirmation va jusqu'au détail. Le territoire de la cérébrale antérieure ne dépasse pas en arrière l'extrémité postérieure de la branche interne de l'H et celle du sillon olfactif : toute la partie du lobule orbitaire située en arrière de la branche transversale de l'H jusqu'au pôle frontal, et que nous avons rattachée à F^3, est irriguée par la cérébrale moyenne. Cf. les schémas de Duret.

CHAPITRE III

LA CIRCONVOLUTION DE BROCA CHEZ LE FŒTUS HUMAIN

L'étude du développement de la circonvolution de Broca chez l'homme, pendant la vie fœtale, tel est l'objet de ce chapitre.

Des travaux antérieurs nous avaient ici frayé la voie. Ce n'est que justice de rappeler les recherches de nos devanciers, MM. Broca, Hamy, Gromier, Féré, celles d'Ecker et de Rüdinger : nous n'avons eu le plus souvent qu'à prendre ces auteurs pour guides. Sur quelques points, des recherches nouvelles étaient nécessaires. Nous avons pu les mener à bien, grâce à la riche série de moules cérébraux exécutés pour le Musée Broca par M. Chudzinski, et représentant tous les stades de l'évolution cérébrale du fœtus. Nous sommes heureux de reconnaître une fois de plus la dette qu'avec tous ceux qui s'intéressent aux progrès de cette branche de la science, nous avons contractée envers ce savant anatomiste. M. Chudzinski n'a pas reculé devant un labeur ingrat, obstinément poursuivi durant quinze ans, pour enrichir son pays d'adoption d'une collection que l'on peut dire unique.

L'intérêt, en cette étude, ne se borne pas à la simple constatation des faits : pour mesurer de combien il la dépasse, deux ordres de considérations sont à envisager.

Il s'agit, en premier lieu, d'une circonvolution préposée à la plus humaine des fonctions cérébrales, au langage, fonction que l'éducation ne développe que relativement tard, plusieurs mois au plus tôt après la naissance; d'une circonvolution dont toutes les parties ne concourent pas d'ailleurs à produire la parole, quoiqu'elle appartienne en totalité à la zone idéogène du cerveau. On doit se demander à quel moment se constitue l'instrument de cette fonction, et de combien il devance les premiers essais de la parole articulée; dans quels rapports se tient son développement avec celui des autres départements cérébraux; dans quel ordre enfin se succèdent les divers segments qui forment avec ce centre le pli inférieur du lobe frontal.

A cette dernière question se rattache le second ordre de considérations dont il a été parlé.

Etant donné l'évolution ascendante de la circonvolution de Broca dans la série des Primates, des Pithéciens supérieurs à l'homme ; connaissant les étapes de ce perfectionnement graduel qui, par dédoublement de l'étage sous-rostral primitif, donne naissance d'abord à la branche sylvienne antérieure et au pli qui l'entoure, puis à la branche sylvienne ascendante et au pied de la circonvolution, nous avons à rechercher si l'ordre du développement fœtal est comparable à l'ordre du développement sériaire, en d'autres termes si, pour se constituer, la région qui nous occupe passe par les mêmes formes successives chez l'être humain, aux différentes phases de son évolution, et dans la filière des espèces, aux divers échelons de la hiérarchie des Primates. On le voit : à propos d'un point particulier de morphologie cérébrale, ce n'est rien moins que la question des rapports de l'ontogénie et de la phylogénie, rapports entrevus par Et. Geoffroy Saint-Hilaire et par Serres, surtout développés de nos jours par Haeckel, qui se pose en ce moment.

Avant tout, les faits doivent être constatés.

La circonvolution de Broca appartenant à la région antérieure ou frontale du cerveau, elle obéit aux conditions générales qui président à la formation des autres plis de ce lobe. Il serait assurément prématuré, en présence du petit nombre d'observations dont on dispose, comparé à l'extrême variabilité du développement circonvolutionnaire suivant les individus, de vouloir poser ces règles avec une rigueur absolue. Elles sont trop peu certaines encore pour qu'on les puisse formuler abstraction faite des contingences qui nous les masquent. Cela ne veut pas dire qu'elles n'existent point, mais il faut savoir attendre de les mieux connaître.

Gratiolet avait, il faut le dire, étrangement sacrifié les principes de la certitude scientifique, en affirmant sans restriction, d'après un trop petit nombre de faits, que chez l'homme les circonvolutions frontales apparaissent les premières, tandis que chez les singes elles apparaîtraient les dernières. Cette *loi du développement inverse* n'a pas été confirmée par les recherches ultérieures (1). Quelques observations sur le cerveau du fœtus hu-

(1) Cf. Gromier, *Op. cit.*, p. 43 et suiv. — Broca, *Bull. Soc. d'anthrop.*, 1877, p. 217.

main plaident, il est vrai, en sa faveur. Gratiolet, dans l'Anatomie comparée du système nerveux, a figuré un de ces cas; M. Alix en a publié un autre (1). Sur quatre pièces du Musée Broca les circonvolutions frontales sont de même en avance manifeste; mais, sur d'autres, il est non moins évident que l'évolution des circonvolutions pariéto-temporales a devancé celle des circonvolutions frontales; et l'on en trouve enfin, en aussi grand nombre que les premières, où il est aisé de voir que la formation des circonvolutions s'est effectuée simultanément dans la région frontale et dans la région temporo-pariétale. — D'après Gromier (2), on observerait toujours dans le développement une infériorité relative du lobe temporo-sphénoïdal, comparé au lobe frontal et au lobe pariétal. — De tout cela résulte qu'on ne saurait accepter sans réserve l'opinion de Gratiolet, d'après laquelle l'apparition des plis du cerveau aurait lieu chez le fœtus humain suivant un ordre régulier et constant, le même chez tous les individus (3).

L'ordre suivant lequel se développent les circonvolutions sur le cerveau humain ne peut pas être donné comme assez fixe, en l'état actuel de nos connaissances, pour qu'on l'érige en loi. Souvent la scissure parallèle n'existe pas encore, que les masses des plis frontaux sont déjà bien dessinées (Gromier). Par contre, sur un fœtus de quatre mois et demi du Musée Broca, la scissure parallèle temporale a commencé à se montrer, précédant toute autre anfractuosité. Pour les lobes frontaux comme pour les autres lobes, nous constaterons que les sillons qui les subdivisent en plis se montrent dans une succession très variable.

Cependant, malgré une certaine latitude ouverte aux variations individuelles, malgré les difficultés très sérieuses qu'il y aurait à les vouloir ramener à une règle commune, les limites entre lesquelles ces variations peuvent se produire ne sont pas si élastiques

(1) *Ibid.*, p. 216.
(2) P. 48.
(3) Gromier semble, en un passage, s'être inspiré de cette opinion : « En étudiant ainsi le mode, l'époque de leur apparition, leur évolution ultérieure, nous pourrons aisément nous convaincre que l'ordre le plus constant préside à la distribution des plis cérébraux. » (*Op. cit.*, p. 19). A-t-il voulu parler seulement de l'ordre définitif? Alors soit ; mais, pour arriver à cet ordre définitif, la marche suivie peut être très différente, ainsi que Gromier le reconnaît lui-même (p. 30).

qu'elles soient exclusives de toute marche ordonnée. Nous résumerons ici ce que l'on peut dire à cet égard de plus général.

Lissencéphale jusqu'à trois mois, le cerveau humain commence à se plisser au-delà de ce terme.

La première anfractuosité qui apparaît à la surface de la vésicule hémisphérique est la scissure de Sylvius. Elle se présente alors (fœtus de trois mois et demi) sous l'aspect d'une gouttière peu profonde et de forme triangulaire (fosse de Sylvius), qui monte dans une direction à peu près verticale en se moulant sur l'aile du sphénoïde, et que circonscrit un bord arciforme. A la même époque s'élève du fond de cette dépression un bourrelet obliquement dirigé en bas et en avant, séparé en avant du futur lobe frontal, en bas et en arrière du lobe temporal, par des anfractuosités peu profondes : c'est le lobule de l'insula, qui, à ce moment, est encore absolument lisse et à découvert sur toute son étendue.

Le développement de la circonvolution de Broca étant intimement lié et immédiatement subordonné à l'évolution ultérieure de la région sylvienne, il nous faut suivre cette région dans ses transformations successives, dont le terme ultime sera la fermeture de la fosse de Sylvius, l'occultation de l'insula et la constitution de la scissure de Sylvius proprement dite.

La position de l'anfractuosité sylvienne au début diffère notablement de ce qu'elle sera chez l'adulte. Au quatrième mois, elle prend une direction obliquement inclinée en arrière, en même temps qu'elle commence à se limiter.

Si l'on examine alors (fœtus de quatre à cinq mois) la face externe de l'hémisphère, on y voit, dit Broca, qui a donné de ce processus une description et une figure schématique que nous croyons devoir reproduire, « une dépression triangulaire nettement limitée par trois bords inégaux : c'est la *fosse de Sylvius*.

» Le bord inférieur *ab*, obliquement dirigé en arrière et un peu en haut, est formé par le lobe temporal. Il est rejoint en *b*, sous un angle très aigu, par le bord supérieur *cb* qui est un peu plus court que lui, qui est horizontal, et qui est formé en arrière par le lobe pariétal, en avant par le lobe frontal. Le troisième bord, *cd*, beaucoup plus court que les deux autres, est vertical, et formé en entier par le lobe frontal. Ce bord ne va pas rejoindre directement le bord inférieur ; il reste entre *a* et *d* un petit intervalle, occupé par ce qui deviendra le pli falciforme ; le petit intervalle *ad* constitue l'*entrée* de la fosse de Sylvius ; c'est par là que cette fosse communique avec la vallée de Sylvius, qui est déjà très prononcée à la face inférieure de l'hémisphère ; c'est par là que passe l'artère cérébrale moyenne, ou artère sylvienne.

» A cet âge, le fond de la fosse de Sylvius est formé par une surface lisse, légèrement convexe, qui est le *lobe de l'insula* encore tout à fait simple. Sur les limites de ce lobe la substance cérébrale se relève brusquement pour constituer les trois bords de la fosse, qui est entièrement à découvert. La base de chaque bord est séparée du lobe de l'insula par une ligne très nette, qui est l'une des *rigoles* de l'insula. Il y a donc trois rigoles, l'une inférieure, l'autre supérieure, la troisième antérieure, correspondant respectivement aux trois bords de la fosse, et circonscrivant de toutes parts le lobe de l'insula, excepté à l'entrée de la fosse, *ad*.

» Quant au reste de la surface de l'hémisphère, on n'y aperçoit qu'un petit nombre d'anfractuosités rudimentaires, mais pas encore de circonvolutions véritables. Les circonvolutions se développent pendant les mois suivants ; on voit alors les bords de la fosse de Sylvius devenir de plus en plus épais ; en même temps, les lobes environnants s'élargissent, se subdivisent en circonvolutions, et celles de ces circonvolutions qui bordent la fosse de Sylvius, refoulées par leurs voisines, empiètent peu à peu sur l'aire de la fosse qu'elles finissent par recouvrir entièrement en passant par-dessus le lobe de l'insula.

» Cet empiètement graduel se produit simultanément, mais non au même degré, sur tout le pourtour de la fosse. Au niveau de l'entrée de la fosse *da* (fig. 3), la pointe du lobe temporal *a* se porte en avant, et la portion *d* du lobe frontal qui lui fait face se renfle en un feston *e* qui se porte en arrière, en recouvrant de plus en plus le pli falciforme *ad* qui finira par être entièrement masqué. Quant à la fosse elle-même, elle est recouverte à la fois par le bord inférieur qui s'élève en *i*, par le bord supérieur qui s'abaisse en *o*, et par le bord antérieur qui rétrograde en *m*. Les trois rigoles de l'insula deviennent ainsi très profondes.

» Le bord inférieur ou temporal est celui qui se déplace le moins, il ne s'élève qu'assez peu au-dessus du niveau de la rigole inférieure ; mais le bord supérieur ou bord fronto-pariétal s'abaisse considérablement au-dessous du niveau de la rigole supérieure : c'est lui qui recouvre la plus grande partie de la fosse de Sylvius. Il forme une sorte de lambeau, *cob*, qui retombe par-dessus le lobe de l'insula, et qui constitue l'*opercule sylvien* ou *de l'insula*. Les deux bords *ob* et *ib* se rapprochent aisément jusqu'au contact, mais en avant ils ne peuvent se rejoindre, et la partie antérieure du lobe de l'insula resterait à découvert si le bord antérieur *cd* ne se développait à son tour, en formant une saillie en *m* qui est en réalité un petit opercule, et qui comble peu à peu l'espace vide compris entre l'opercule proprement dit et la partie antérieure du lobe temporal. Cette saillie *m*, que nous appelons le *cap de la troisième circonvolution frontale*, se développe

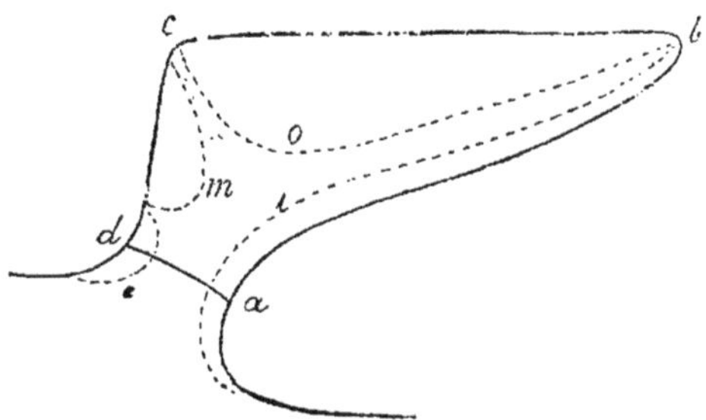

Fig. 3. — Figure schématique pour montrer le mode de disparition de la fosse de Sylvius (1).

ad, entrée de la fosse et pli falciforme ; *e*, renflement du lobe frontal ; *i*, élévation du bord inférieur ; *o*, abaissement du bord supérieur ; *m*, rétrogradation du bord antérieur (allant former le cap de la troisième frontale); — *cob*, opercule de l'insula.

assez lentement. Le plus souvent, au moment de la naissance, il reste entre les trois bords un petit espace triangulaire, à travers lequel on aperçoit encore une portion du lobe de l'insula, mais bientôt ces bords arrivent au contact, n'étant plus séparés que par le prolongement de la pie-mère. L'insula est alors complètement recouvert, et l'anfractuosité sylvienne est parvenue, dans toutes ses parties, à son état définitif.

» Les lignes suivant lesquelles les divers bords se touchent constituent la scissure de Sylvius proprement dite et ses deux branches antérieures. La scissure elle-même longe le bord supérieur du lobe temporal, *i*, sur lequel viennent s'appliquer, tout en avant, à l'entrée, le petit lobule terminal, *e*, de la troisième circonvolution frontale, immédiatement au-dessus la pointe *m* du

(1) Cette figure et la figure I, empruntées au tome V des *Mémoires d'Anthropologie* de Paul Broca, nous ont été obligeamment prêtées par M. Reinwald, éditeur.

cap de la même circonvolution, et de là, enfin, jusqu'à son extrémité postérieure, le bord inférieur *ob* de l'opercule. De la rencontre du même lobule terminal *e* avec le cap *m* résulte la branche horizontale de la scissure, et la branche ascendante enfin résulte du contact du cap avec le bord antérieur *co* de l'opercule. »

Revenons, en y insistant, sur quelques-unes des particularités les plus importantes mentionnées dans cette description.

De la vingtième semaine jusque dans le huitième mois, les progrès du développement de l'insula et des circonvolutions limitrophes sont peu sensibles ; mais on note — circonstance capitale — la naissance, sur le bord antérieur de la fosse sylvienne, de la branche antérieure de cette anfractuosité, branche qui régit tout le développement de la circonvolution frontale inférieure, à laquelle elle sert en quelque sorte de guide. Ce point d'embryologie a été remarquablement exposé, après Ecker (1), par M. Féré, à qui nous allons laisser la parole :

« Ce n'est que vers la fin du quatrième mois ou au commencement du cinquième que l'on voit se former, sur la partie antérieure de la scissure de Sylvius et au-dessus, un autre sillon, d'abord largement ouvert à sa base et laissant à découvert le lobule de l'insula, et qui s'allonge en prenant une direction un peu oblique de bas en haut et d'arrière en avant, c'est-à-dire à peu près perpendiculaire à la grande scissure de Sylvius. Au septième mois, ce sillon, qui a reçu le nom de branche antérieure de la scissure de Sylvius, a à peu près acquis son développement complet. A partir du commencement du huitième mois, quelquefois un peu plus tôt, quelquefois un peu plus tard, on voit l'extrémité terminale de ce sillon se diviser en deux petites branches de bifurcation. Jusque-là, la troisième circonvolution frontale présentait assez exactement la forme d'un fer à cheval entourant cette branche antérieure de la scissure de Sylvius ; peu à peu le sommet de sa convexité s'affaisse, le fond de sa concavité semble se retourner en doigt de gant et s'invaginer entre les deux plis de bifurcation de la scissure.

» Il résulte de cette inflexion de la circonvolution que, en même temps que les deux sillons secondaires s'allongent, la branche

(1) Zur Entwicklungsgesch. der Furchen und Windungen der Grosshirnhemisphären im Fœtus des Menschen (Arch. für Anthrop., t. III, 1868, p. 203-225, pl. I-IV).

antérieure de la scissure de Sylvius diminue de hauteur, et que la partie moyenne de la troisième circonvolution frontale, qui naguère correspondait à l'extrémité de cette scissure, finit par toucher la grande scissure de Sylvius elle-même, en contribuant à recouvrir le lobule de l'insula. Alors la branche antérieure de la scissure de Sylvius, qui n'était au début qu'un simple sillon rectiligne, bifurqué plus tard en forme d'Y, n'existe plus à proprement parler ; c'est de son point d'origine que l'on voit maintenant partir ses deux branches de bifurcation, dont l'une, postérieure, est presque verticale, et l'autre, antérieure, est fortement inclinée en avant et presque horizontale.

» De cette transformation de la scissure résulte une transformation analogue de la circonvolution de Broca, qui, chez le fœtus jusqu'au septième mois, se présente sous la forme d'un fer à cheval ou d'une anse unique, et prend plus tard la forme d'une M ou de deux anses accolées. On peut dire que cette dernière disposition est de règle lorsque le développement du cerveau est complet, on la trouve presque constamment à la naissance ; chez l'adulte elle manque rarement, quelquefois même, au lieu de deux sillons, il en existe trois ou même davantage, mais alors ce sont souvent de simples incisures très peu profondes qui ne coupent pas l'opercule dans toute son épaisseur. Du reste, l'évolution de la branche antérieure de la scissure de Sylvius ne se fait pas toujours symétriquement des deux côtés, on peut la trouver complètement achevée d'un côté et à peine commencée de l'autre (1). »

Une conséquence importante se dégage de ces constatations ; elle va nous permettre de répondre tout de suite à la seconde question que nous posions en commençant. Pour qui rapproche ces constatations des remarques que nous avons présentées en étudiant le développement de la circonvolution dans la série, il est clair à présent que le processus ontogénique est exactement parallèle à l'évolution phylogénique.

Avant le cinquième mois, le cerveau du fœtus humain, considéré au point de vue qui nous occupe, est un pur cerveau de Pithécien : il n'a ni branche sylvienne antérieure, ni circonvolution de Broca.

Du cinquième mois jusqu'au huitième, il est tout à fait cons-

(1) *Rev. d'anthrop.*, 1879, p. 663.

titué, en ce qui concerne cette circonvolution, sur le type du cerveau des Anthropoïdes : à une seule branche sylvienne antérieure répond une anse unique, un pli décrivant un seul méandre.

A partir du huitième mois, le type humain se développe rapidement. Le cap se forme, et, avec lui, le méandre postérieur de F^3, déterminé par la délinéation de la branche ascendante de Sylvius. Nous venons de voir cette branche apparaître vers huit mois par la bifurcation de la branche antérieure primitive, et, à ce moment, l'ensemble des branches antérieure et ascendante présenter la forme d'un Y à longue queue. Cette queue diminue de plus en plus, en même temps que les branches s'allongent, mais ce n'est qu'après la naissance qu'elle a tout à fait disparu et que l'Y est remplacé par un V (Ecker). La branche antérieure et l'ascendante interceptent alors dans la troisième frontale un espace angulaire qui est le cap de cette circonvolution ; ordinairement le sommet du cap ne reste pas aigu, et l'origine des deux branches est séparée par une distance de 4 à 5 millimètres, quelquefois plus, de sorte que le V est devenu un U.

Comme dans la série des Primates, le développement morphologique successif de la région marche donc chez l'homme d'avant en arrière, la portion de F^3 attenante à la frontale ascendante, c'est-à-dire le centre verbal, se formant la dernière. La haute importance de ces données n'échappera à personne. Elles nous permettent de confirmer pleinement, en ce qui concerne la circonvolution de Broca, la vérité de la formule de Tiedemann, à savoir que « les hémisphères du cerveau s'arrêtent pendant toute la vie, dans les différentes espèces (simiennes), aux divers degrés de développement que ceux du fœtus parcourent dans leur évolution successive. »

Ce développement dans le sens antéro-postérieur est corrélatif à l'agrandissement du lobe frontal dans le même sens. Dans des observations empreintes de ce cachet de précision et de rigueur qui distingue tous les travaux de ce savant anthropologiste, M. le docteur E.-T. Hamy a relevé un fait qui établit bien cet agrandissement (1). Il a noté que la scissure de Rolando, limite postérieure du lobe frontal, est beaucoup plus oblique chez l'enfant nouveau-né à terme que chez l'adulte. Sur l'adulte, le sillon forme avec la

(1) Contrib. à l'étude du développement des lobes cérébraux des Primates (*Rev. d'anthrop.*, 1872, p. 424).

grande scissure médiane un angle aigu qui peut être en moyenne évalué à 70 degrés. Le même angle, mesuré sur un certain nombre de jeunes sujets, descendait jusqu'à 52 degrés. Cette obliquité de la scissure de Rolando est en rapport avec un développement proportionnel beaucoup moindre de la seconde et surtout de la troisième circonvolution frontale. Cette dernière, en effet, déborde chez l'adulte la suture coronale d'une quantité que Broca estime de 15 à 22 millimètres. Chez de jeunes enfants, dont la ligne suturale en question différait assez peu dans son inclinaison de celle de l'adulte, Hamy a constaté que le sillon rolandique passait en avant de l'articulation, de telle sorte que l'os frontal, dans ses parties latérales et inférieures, se trouvait recouvrir une petite étendue du lobe pariétal.

Ces résultats ont été confirmés par les recherches de topographie cranio-cérébrale de M. Féré (1), qui a montré que « chez l'adulte, dans les deux sexes, le ptérion répond à l'intervalle compris entre les deux branches moyennes de l'M formé par la troisième circonvolution frontale. »— « Chez les jeunes enfants, ajoute M. Féré, le ptérion, considéré dans ses rapports avec la circonvolution, m'a toujours paru situé sur un plan plus postérieur que chez l'adulte ; il correspond, non pas à l'anse médiane de l'M de la troisième frontale, non pas au cap de Broca, mais à la queue de cette circonvolution, à la partie postérieure, à celle qui est plus spécialement affectée au langage. »

En somme, l'évolution relativement tardive de la portion fonctionnelle de F^3 (pied de la circonvolution) tient au défaut de la fonction pendant le premier âge, et surtout, comme nous le dirons, au perfectionnement auquel cette fonction doit atteindre et qui nécessite un développement plus lent.

Les remarques qui précèdent avaient trait aux rapports de la circonvolution avec l'anfractuosité sylvienne, au développement des lignes générales et extrinsèques de sa morphologie, plutôt qu'à son évolution particulière en tant que partie constitutive du lobe frontal. Nous avons maintenant à l'envisager sous ce dernier point de vue.

Jusqu'au sixième mois de la vie fœtale, aucun pli, aucun sillon de subdivision n'a encore paru à la surface des lobes cérébraux, mais ceux-ci se sont constitués par l'apparition des divisions in-

(1) *Loc. cit.*

terlobaires ou scissures. C'est ainsi que la scissure de Rolando a commencé de se former à cinq mois; dès le sixième mois, elle sépare nettement les masses pariétales d'avec le lobe frontal.

On assiste alors à la subdivision des lobes.

Sur le fœtus de quatre mois et demi, le lobe frontal est encore absolument lisse (Gromier, *loc. cit.*, p. 22).

A six mois généralement, en même temps qu'à la surface du lobe pariétal et du temporal apparaissent le sillon interpariétal et le sillon parallèle, on voit le sillon rostral se dessiner sur le lobe frontal (voy. pl. II, fig. 1). Notons cela : tout d'abord la précocité du sillon rostral qui, ainsi que dans la série, est ici le sillon primitif, subdivisant le lobe frontal en deux étages ou lobules, antérieurs à sa décomposition en circonvolutions ; puis la genèse de ce sillon coïncidant avec celle du sillon pariétal, son homologue morphologique, qui subdivise le lobe pariétal en deux lobules primordiaux (sillon pariétal primaire) persistant sous cet état chez certains animaux (1), et se comporte à l'égard de ce lobe comme le rostral à l'égard du lobe antérieur.

Nous relèverons encore l'apparition simultanée des trois sillons rostral, pariétal et parallèle (2). Cette constatation suffit à ruiner l'opinion de Gratiolet sur la précocité relative des parties antérieures du cerveau.

A six mois aussi ou un peu après, se montrent le sillon en H et l'orbitaire externe (3), ce dernier, comme dans la série, précédant le sillon f^2, et le dédoublement de l'étage sous-rostral d'où résulte la circonvolution de Broca commençant ainsi par le lobule orbitaire avant de se faire sur la convexité.

L'incisure en H présente une importance qu'attestent à la fois sa fixité, à de légères modifications près, dans toute la série des Primates et la précocité de son apparition chez l'homme. Il est à remarquer qu'elle se forme en même temps que le sillon rostral: nous rappellerons que sa branche interne établit, suivant nous, sur le lobule orbitaire, une division primitive en deux départements, comparable à celle qu'établit le rostral sur la convexité. Sa

(1) Cf. Broca, Anat. comp. des circonvol. cérébr. (*Rev. d'anthrop.*, 1878, p. 427).

(2) Et, sur le lobe occipital, du premier sillon occipital (Ecker), prolongement postérieur du sillon interpariétal.

(3) Cf. Kölliker, Embryologie, fig. 345, p. 561.

branche transversale contribue, comme nous l'avons montré, à partager le plus externe de ces deux départements entre la seconde circonvolution orbitaire (circonvolution double comme F[1]) et la circonvolution de Broca. Ce qui est en avant de cette branche appartient à Fo[2], ce qui est en arrière fait partie de la circonvolution de Broca. « Avec un peu d'attention on retrouvera toujours la trace de la ligne de démarcation établie par la branche transversale de l'H, entre la portion antérieure de la deuxième circonvolution orbitaire et la portion postérieure plus petite (1) qui paraît affectée à l'olfaction. Cette ligne de démarcation est marquée nettement et de très bonne heure sur le cerveau du fœtus humain, par une incisure transversale qui est située plus près de l'extrémité antérieure du lobule orbitaire qu'elle ne l'est chez l'adulte. Plus tard, lorsque les circonvolutions se développent davantage et commencent à se compliquer, la portion antérieure du lobule orbitaire s'accroît plus que sa portion postérieure, et la refoule plus ou moins irrégulièrement en arrière en déformant la figure primitive de l'H et en effaçant même quelquefois une partie de cette figure ; mais le type fondamental persiste presque toujours dans ce qu'il a d'essentiel ; et, s'il est quelquefois plus ou moins masqué, il n'est jamais entièrement dénaturé (2). »

Le septième mois marque l'époque où toutes les circonvolutions et tous les sillons se montrent dans leurs traits essentiels. Les deux étages sus- et sous-rostral primitifs se dédoublent pour donner naissance aux circonvolutions frontales définitives. Ce dédoublement s'effectue par l'apparition de deux nouveaux sillons, situés l'un au-dessus, l'autre au-dessous du sillon rostral, et qui sont les sillons f^1 et f^2 représentés d'abord par leur extrémité postérieure (3). A ce moment donc, tous les sillons, tous les plis principaux existent ; à la complication près, le type cérébral de l'adulte est atteint.

Il ne s'agit là toutefois que des règles les plus générales, et ces règles, nous l'avons dit, comportent de très nombreuses exceptions. C'est ainsi que sur deux cerveaux appartenant à des fœtus de six mois (274 et 287 du Musée Broca), nous avons vu le pre-

(1) Appartenant, selon nous, à Fo[3].
(2) Broca, *Rev. d'anthrop.*, 1884, p. 12.
(3) Cf. Ecker, *Op. cit.*, pl. II, fig. 5, 6 et 7. — Kölliker, Embryologie, trad. franç., fig. 358 et 359, p. 582.

mier sillon frontal f^1 déjà marqué sur l'un des hémisphères : il précédait non seulement f^2, mais même le sillon rostral.—Gromier a décrit les cerveaux de deux jumeaux de cinq mois, dont l'un, très avancé dans son développement, devait posséder, d'après ce qu'en dit l'auteur, le rostral et déjà l'indication des deux sillons frontaux (*op. cit.*, p. 23) ; tandis que l'autre ne présentait que le rostral (*ibid.*, p. 27). Il y a là inégalité entre deux fœtus pour lesquels on ne saurait invoquer aucune différence d'âge.

Les conditions du développement sont encore plus semblables, s'il se peut, pour les deux hémisphères d'un même cerveau : or, sur un cerveau de sept mois où le second sillon frontal manquait des deux côtés, à droite la circonvolution de Broca, indistincte de F^2 sur la convexité, était très facile à suivre sur son bord inférieur et montrait un cap délimité par les deux branches sylviennes antérieure et ascendante ; tandis qu'à gauche le dédoublement de l'étage sous-rostral n'avait pas eu lieu ; la fosse de Sylvius, largement ouverte, émettait une seule branche antérieure.

A huit mois, on voit s'effectuer la subdivision des circonvolutions principales en plis secondaires qui les compliquent. Nous avons représenté pl. II, fig. 2, un cerveau de fœtus de sept mois et demi à huit mois (n° 3,305 du Musée Broca). L'étage sus-rostral y est divisé dans sa moitié postérieure par le sillon f^1, en avant duquel des anastomoses transversales, séparées par des incisures de même sens, réunissent la première circonvolution frontale à la partie sus-rostrale de la deuxième. Le rostral existe tout en avant (en rouge sur la figure) sous la forme d'un sillon très net, transversalement dirigé en avant et en dedans, et qui va aboutir à l'extrémité antérieure du lobe. Son extrémité postérieure n'est séparée que par un très mince pli d'anastomose d'une long sillon situé un peu au-dessus de lui, qui en est comme la continuation, et qui s'étend longitudinalement en arrière jusqu'au sillon prérolandique, visible quelquefois dès le sixième mois. Il est facile de reconnaître en ce sillon la branche infléchie du sillon courbe frontal. Gromier (*op. cit.*, p. 35) a, sur ce même cerveau sans doute, entrevu cette disposition ; et, bien qu'il n'en ait pas soupçonné la portée au point de vue de la constitution fondamentale du lobe frontal, il n'en a pas laissé échapper la signification homologique. « Nous signalons, écrit-il, cette dernière disposition, car elle offre une certaine fixité ; dans le cerveau humain, l'incisure transversale disparaît en partie au milieu des incisures secondaires; mais elle existe dans toute la série des singes, c'est elle qui frappe les yeux au premier abord sur le lobe frontal des macaques, cynocéphales... ; chez le chimpanzé, elle occupe la même situation que chez l'homme, ses rapports la font toujours reconnaître au milieu des incisures secondaires. C'est le *sillon courbe frontal*, qui, dans toute la série des singes, sert de limite postérieure aux deux plis frontaux inférieurs. »

Sur ce cerveau, le dédoublement de l'étage sous-rostral est achevé. La partie sous-rostrale de F^2 (3e circonvolution frontale) se rattache à la frontale ascendante par une racine indépendante ; étroite et relativement très simple, elle se termine en avant en une languette très mince qui se continue par l'anastomose séparant le rostral du sillon courbe et unissant les deux portions de F^2.—La circonvolution de Broca (4e circonvolution frontale) est séparée de la précédente par le sillon f^2 qui se bifurque en avant : il donne une petite branche supérieure allant rejoindre l'extrémité postérieure du rostral, et une autre inférieure qui s'incurve en bas en se dirigeant vers l'orbitaire externe, dont la sépare une anastomose entre F^3 et $F^{2\prime\prime}$. A 5 millimètres de son origine, f^2 donne une incisure descendante qui pénètre entre les deux branches du cap. — La circonvolution elle-même est complète (la fosse sylvienne n'est plus que très peu ouverte), et l'on en distingue facilement les trois portions; mais on remarquera que le pied, ainsi que toute l'anse qui circonscrit la branche ascendante de Sylvius, est encore relativement peu développé et très grêle par rapport à la portion orbitaire. Il y a donc sur ce cerveau quatre plis frontaux distincts et très visibles, au moins à leur origine.

Nous sommes à la fin du huitième mois. Les choses ne changeront plus notablement désormais : elles n'ont plus qu'à se parachever, tous les plis principaux existant ainsi que les plis secondaires, qui vont seulement gagner en complication.

Sur un cerveau de cet âge représenté dans le mémoire d'Ecker (1), on distingue sur le lobe frontal encore assez peu compliqué le sillon courbe et, en avant de lui, le rostral assez court, au-dessus le premier sillon frontal, au-dessous le second, et par conséquent quatre circonvolutions frontales se rattachant par autant de racines distinctes à la frontale ascendante.

(1) Reproduit par Pozzi, *Op. cit.*, p. 383, fig. XX.

Il est aisé de comprendre que pour peu que le sillon rostral s'étende en arrière, il atteindra l'extrémité antérieure du sillon courbe, et que les deux sillons n'en feront plus qu'un séparant sur toute leur longueur les deux circonvolutions moyennes, ou, si l'on veut, dédoublant la seconde frontale en deux plis longitudinaux. C'est ce que l'on voit sur une autre figure du mémoire précité, représentant le cerveau à neuf mois de la vie fœtale (1). Mais, comme les plis d'inflexion et de dédoublement s'accusent à cette époque, on voit souvent le rostral et la branche infléchie du sillon courbe se perdre au milieu de ces accidents de complication. Dans beaucoup de cas, le rostral ne se montre qu'à l'extrémité antérieure de l'hémisphère, à la limite du lobule orbitaire, sous la forme d'une courte incisure, plus ou moins nettement prolongée en arrière par une série de fossettes creusées à la surface de F^2. Les choses se présentent ainsi sur des cerveaux de jumeaux de huit mois et demi déposés au Musée Broca sous les numéros 309 et 312. Sur l'hémisphère gauche du second, le sillon prérolandique est ininterrompu, et il est très évident que le sillon f^2 n'est qu'une simple branche de division émanant de son extrémité inférieure.

A neuf mois, tout est très avancé ; le système des plis est complet et ne diffère de celui de l'adulte que par un peu moins de flexuosité dans les plis accessoires (2). Les lobes, les lobules et les circonvolutions étant alors ce qu'ils seront dans la suite, on pourrait choisir le cerveau du nouveau-né comme type de description, d'autant que la complication moindre de ce cerveau permet d'en mieux saisir les grandes lignes. Mais précisément l'absence de ces détails qui plus tard lui enlèveront de sa simplicité, indique un état encore inférieur. Ce n'est pas seulement par son volume, mais encore par son dessin morphologique, que le cerveau du fœtus pendant la seconde moitié du huitième mois, et celui de l'enfant à terme, ressemblent au cerveau du plus élevé des anthropoïdes, de l'orang. Ce qui n'est pas complet encore, c'est notamment l'occlusion de la fosse sylvienne, dont les branches sont fermées et transformées en étroites fissures, mais dont la partie antéro-inférieure ouverte présente un petit espace triangulaire où l'insula reste visible sous la pie-mère. D'ailleurs

(1) *Ibid.*, p. 384, fig. XXI.
(2) Cf. Kölliker, *Op. cit.*, p. 584.

l'aspect qui la caractérise chez l'adulte est acquis, et la circonscription de sa partie antéro-supérieure par la circonvolution de Broca est achevée.

De toutes les parties de F^3, la moins développée relativement, au moment de la naissance, est le méandre postérieur et, par suite, le pied de la circonvolution. De là vient en partie que le contour du cerveau, vu de dessus, est encore un ovale allongé, bien qu'il soit manifestement plus large en avant que chez le fœtus de sept mois. Ce contour, dit Charlton Bastian (1), s'accorde presque exactement avec celui du cerveau de la femme bochimane adulte, qui a été publié par Marshall.

Si l'extrémité postérieure de F^3 est ainsi moins développée que le reste de la circonvolution, c'est la conséquence de sa différenciation plus tardive. L'organe de la mémoire motrice des mots, dont les premiers linéaments remontent à un mois environ avant la naissance, est, on le voit, constitué déjà, quoique encore incomplètement, chez le fœtus à terme. Il s'accroîtra ensuite rapidement, de manière à recouvrir tout à fait l'insula ; il est achevé, dans sa morphologie du moins, plus d'une année avant de fonctionner : cette année, il l'emploiera à se constituer histogéniquement.

Quant aux plis secondaires qui établissent les connexions profondes de la circonvolution de Broca avec l'insula, ils ne se montrent qu'après le septième mois, quand se fait le plissement de ce lobule. Ces plis forment de petites élevures peu saillantes se rattachant par leur base à la circonvolution principale, pour gagner de là les rigoles de l'insula qu'ils traversent. Ils sont presque tous formés vers la fin du dernier mois de la vie fœtale, mais à cette époque ils sont beaucoup plus grêles que les plis analogues émanant de la première temporale (Rüdinger). Des sillons peu profonds et faiblement incurvés (*sulci obliqui* de Rüdinger) les séparent les uns des autres ; certains de ces sillons se terminent profondément sur les limites de l'insula, tandis que d'autres n'arrivent pas jusque-là, par suite de la fusion deux à deux des plis entre lesquels ils sont interposés.

Bien que nous n'ayons pas dessein de traiter ici du développement histogénique de la région qui nous occupe, nous ne pouvons passer entièrement sous silence ce qui a trait à ce sujet.

La circonvolution de Broca, une fois constituée à la surface de

(1) Le Cerveau et la Pensée, t. II, p. 12.

l'hémisphère, entre en connexions, par l'intermédiaire des faisceaux blancs qui en abordent la face profonde, avec le centre ovale et les parties basilaires du cerveau. Pour savoir comment s'établissent ces connexions, il faut avoir recours à des recherches où la méthode des coupes microscopiques serait sans doute utile, mais n'est pas toutefois absolument indispensable. On y peut suppléer par l'étude à l'œil nu de coupes d'ensemble, en se fondant, comme l'a fait feu le professeur Parrot (1), sur les modifications que subit la couleur de la substance médullaire après la naissance.

« Le cerveau de l'enfant qui vient de naître est dans presque toute sa masse mou, semi-transparent, friable, très aqueux, de teinte à peu près uniforme et d'apparence homogène ; puis il se condense, prend une solidité plus grande, et deux colorations principales y apparaissent. La couche corticale du manteau tend à devenir grise, et la substance médullaire s'accuse par une teinte grenat ou violacée qui, de jour en jour, prend des contours plus nets. Plus tard, apparaissent des stries blanches formées par des tubes à myéline dont le nombre et l'état de perfection s'accroissent progressivement (2). » Le manteau est la région de l'hémisphère dont l'évolution s'accomplit le plus tardivement, en ce qui concerne du moins sa substance médullaire. Les faisceaux blancs partis du pédoncule cérébral n'y arrivent qu'après s'être élevés peu à peu à travers les masses centrales et le centre ovale (Parrot). A six mois, l'élément médullaire des circonvolutions post-rolandiques est définitivement constitué. Parrot a reconnu que tout se passe beaucoup plus lentement dans la moitié pré-rolandique de l'hémisphère, à laquelle appartient la circonvolution de Broca. A trois mois, elle est encore d'un violet clair ; à cinq, la tendance à blanchir ne se manifeste pas encore ; elle n'est blanche qu'à sept ou huit mois, et, dans la période subséquente, elle conserve une teinte violacée qui permet de la distinguer sans hésitation de la moitié du manteau située en arrière de la scissure.

L'analogie autorise à admettre que, dans l'écorce du manteau comme dans sa partie médullaire, la région située en avant du système de Rolando est moins précoce que la postérieure. Cette inégale durée nécessitée par l'évolution des diverses parties du

(1) Le développement du cerveau chez les enfants du premier âge (*Bull. Soc. d'anthrop.*, 1880, p. 177).
(2) *Ibid.*, p. 178.

cerveau, est due sans aucun doute à leur inégale valeur fonctionnelle. Celles dont le développement est le plus tardif et le plus lent sont aussi celles qui ont la destination la plus haute. Il suffit de rappeler, en effet, qu'aux lobes frontaux semblent exclusivement dévolues les fonctions supérieures de l'intelligence, et qu'à ces lobes appartient celui des centres cérébraux du langage qui domine en quelque sorte tous les autres, puisqu'il ne peut être lésé sans que l'action de tous les autres en soit immédiatement suspendue dans ses manifestations extérieures, tandis qu'il peut, chez quelques sujets, s'affranchir entièrement de la collaboration de ces derniers.

Il nous reste à examiner un dernier point, qui mériterait d'appeler l'attention quelle que fût la région du manteau que l'on considérât, mais qui offre ici un intérêt tout spécial. Personne n'ignore les rapports qui existent entre l'hémisphère gauche du cerveau et la fonction du langage. Il y a là, entre les deux hémisphères, une inégalité paradoxale, une adaptation singulière, l'appropriation de l'un, à l'exclusion de l'autre, à une fonction donnée. Aucun fait jusqu'à ce jour n'a permis de révoquer en doute cette dyssymétrie fonctionnelle. Aperçue par Marc Dax en 1836, démontrée par Broca en 1864, cette prédominance de l'hémisphère gauche, cette gaucherie cérébrale pour le langage, doit être considérée comme une règle presque sans exception. Elle est vraie pour tous les individus (et ce sont de beaucoup les plus nombreux) qui, dans l'exécution des actes manuels et des mouvements des membres, se servent de préférence du côté droit du corps, par conséquent, pour les diriger, du côté gauche du cerveau. Sur 260 observations d'aphasie réunies par Séguin (1), les lésions de l'hémisphère gauche étaient à celles du droit comme 14,3 est à 1. La proportion est à peu près celle des droitiers aux gauchers. Et c'est ici surtout qu'on peut dire que l'exception a confirmé la règle, puisqu'on a vu chez les gauchers les lésions de la circonvolution de Broca rester sans effet quand elles siégeaient à gauche (Taylor), tandis que, siégeant à droite, elles déterminaient l'aphasie (Pye Smith, Jackson, Ogle, Russel, etc.).

On connaît l'ingénieuse théorie que ce fait, au premier abord étrange, du siège presque constant des lésions de l'aphasie dans une circonvolution de l'hémisphère gauche, a simultanément sug-

(1) *Quaterly Journ. of physiol. Med.*, janvier 1868.

gérée à Bouillaud (1) et à Broca (2). « L'homme, dit Broca, s'habitue dès l'enfance à répartir entre les deux hémisphères le travail relatif aux actes compliqués et difficiles dont la pratique ne s'acquiert que par l'éducation. C'est ainsi que la plupart des hommes sont droitiers, et le choix exclusif de la main droite n'est pas toujours un fait de pure imitation, puisqu'il y a un certain nombre d'individus qui sont invinciblement gauchers. Dans le développement du cerveau, suivant une remarque de Gratiolet, les circonvolutions de l'hémisphère gauche sont en général en avance sur celles de l'hémisphère droit ; et de là résulte pour l'hémisphère gauche, pendant les premiers temps de la vie, une prédominance fonctionnelle qui, par suite de l'action croisée du cerveau, donne la prééminence à la main droite. C'est de la même manière que l'enfant s'habitue à diriger presque toujours avec l'hémisphère gauche la mécanique délicate du langage articulé ; mais de même qu'il y a quelques gauchers chez lesquels la prééminence appartient à l'hémisphère droit, de même il y a quelques individus qui s'habituent à diriger le langage articulé avec l'hémisphère droit. »

La faculté de concevoir les rapports des idées avec les mots, ajoutait Broca, n'appartient pas exclusivement à l'hémisphère gauche, elle appartient à la fois aux deux hémisphères, qui peuvent, en cas de maladie, se suppléer réciproquement ; mais la faculté d'exprimer ces rapports par des mouvements coordonnés, dont la pratique ne s'acquiert que par suite d'une très longue habitude, paraît n'appartenir qu'à un seul hémisphère, qui est presque toujours l'hémisphère gauche (3).

Il y a deux choses dans cette théorie : une explication et une question de fait.

L'explication, très plausible, repose sur l'analogie ; elle consiste à admettre une inégale répartition du travail entre les deux hémisphères. Il en est ici des actes appris et des facultés acquises par l'éducation (c'est éminemment le cas du langage) comme des actes et des facultés naturels, à un degré différent. Les facultés naturelles sont bilatérales, elles peuvent toutefois s'exercer plus aisément par l'un ou par l'autre des hémisphères. C'est ce qui arrive pour les mouvements des membres, auxquels le côté droit

(1) *Bull. Acad. de méd.*, 4 et 11 avril 1865.
(2) *Bull. Soc. d'anthrop.*, 1865, p. 494.
(3) *Ibid.*, p. 385.

prend presque toujours une part plus active que le côté gauche, encore que ce dernier conserve le pouvoir de les exécuter, seul ou simultanément. Cette prédisposition à se servir de préférence d'un des côtés du corps est à la longue devenue héréditaire, et l'on est droitier ou gaucher de naissance.

Pour la plupart des mouvements acquis, l'éducation est plus forte que la nature; elle les impose exclusivement à l'une des mains, la droite, et à l'hémisphère opposé du cerveau. L'écriture et le dessin sont dans ce cas, ainsi que le prouvent les faits d'agraphie. Mais c'est surtout le cas de tout langage de convention, quel qu'il soit, et en premier lieu de la parole, la plus compliquée des fonctions acquises. La localisation se fait à gauche ordinairement, parce que, de ce côté, la circonvolution de Broca arrive à un développement plus complet que du côté opposé : l'enfant exécute sa fonction la plus difficile avec son instrument le plus parfait, et, s'il arrive que la circonvolution du côté gauche ne se développe pas, il a recours alors, mais seulement alors, à celle du côté droit (1).

Tout cela est parfaitement acceptable, et, dans cette explication, on ne voit pas ce qui pourrait choquer. Il y a lieu de s'étonner de l'objection d'Exner (2), qui lui reproche de faire intervenir une analogie incomplète. Sans doute, les mouvements des muscles qui servent à la parole sont bilatéraux, tandis que les actes mécaniques auxquels on les compare sont exécutés par les muscles d'un seul côté du corps; mais cela veut-il dire que les premiers soient coordonnés par les deux hémisphères, un seul prenant part à la direction des seconds? Ne faut-il pas plutôt en conclure que la circonvolution de Broca n'est pas un centre directement moteur? S'il en est ainsi, et tout nous semble l'établir, l'action bilatérale, dans les mouvements phonateurs, ne commencerait qu'au-dessous du cerveau, au niveau des noyaux bulbaires.

La théorie de Broca soulève, avons-nous dit, une question de fait. Cette question, c'est la précocité du développement de l'hémisphère gauche par rapport à l'hémisphère droit, admise par Gratiolet.

Rien n'est moins établi; mais le contraire fût-il reconnu vrai, la

(1) Cf. *Ibid.*, p. 387.
(2) *Handbuch der Physiologie* de Hermann, t. II, 2e partie, p. 342 et suiv.

théorie, pourtant, subsisterait. En affirmant que le développement cérébral se fait plus vite à gauche qu'à droite, Gratiolet n'avait en vue, d'ailleurs, que le lobe frontal. D'après lui, en effet, et cette observation a été confirmée par Gromier (*op. cit.*, p. 49), la scissure parallèle apparaît toujours à droite avant de se montrer à gauche. Pour Gromier aussi, le lobe frontal gauche offrirait constamment les signes d'une évolution plus avancée (*ibid.*, p. 49). C'est toujours de ce côté, dit-il, que se montre d'abord la division de l'étage supérieur, et que se dessine à la face interne la scissure sous-frontale.

D'autres auteurs encore, Luys, W. Ogle, W. Ireland, ont affirmé après Gratiolet l'antériorité de l'hémisphère gauche dans l'ordre du développement. Pour expliquer ce contraste entre les deux moitiés du cerveau, A. Debourges (1) a admis que l'irrigation vasculaire est plus abondante du côté gauche, l'abord du sang au cerveau étant plus facile par la carotide gauche que par le tronc brachio-céphalique, qui fait avec la crosse aortique un angle assez prononcé pour briser la colonne sanguine. Avant d'expliquer le fait, peut-être eût-il mieux valu s'assurer s'il était exact. Or, c'est ce qu'a contesté Ecker, pour qui l'antériorité du développement cérébral à gauche ne repose sur aucune preuve. Nous pensons de notre côté qu'il y a lieu de rejeter cette assertion, au moins en ce qui concerne la circonvolution de Broca. Jusqu'à huit mois, nous avons toujours vu la circonvolution du côté gauche moins avancée en développement que celle du côté droit. Seul, un des jumeaux de huit mois et demi (n° 309 du Musée Broca), nous a présenté l'état inverse.

Ces résultats concernant l'évolution de la couche corticale du manteau s'accordent d'ailleurs parfaitement avec les recherches de Parrot sur le développement de la substance médullaire après la naissance. D'après cet éminent observateur, dans les quatre cinquièmes des cas ce développement est plus précoce à droite qu'à gauche, le contraire ayant lieu dans un cinquième des cas seulement. Les différences que présentent à cet égard les deux hémisphères sont d'autant plus marquées que les enfants sont plus jeunes (2).

(1) Du développement des lobes antérieurs du cerveau dans ses rapports avec la disposition de la crosse de l'aorte (*Bull. Soc. d'anthrop.*, 1874, p. 613).

(2) *Op. cit.*, p. 182.

La raison de cette inégalité évolutive, il faut la chercher dans les fonctions plus élevées remplies par l'hémisphère gauche. L'explication, ce semble, ne laisse rien à désirer. Par le fait même de sa supériorité fonctionnelle, le côté gauche du cerveau met plus de temps à se développer, et n'ébauche qu'après l'autre les premiers linéaments de sa constitution définitive. Il est moins précoce, parce qu'il sera plus parfait. Il ne nous paraît pas qu'il y ait à abandonner pour cela la théorie de Broca sur l'inégalité dynamique des deux hémisphères pour le langage comme pour les mouvements mécaniques, au contraire. Il faut bien remarquer, en effet, que la prédominance de la main droite, de même que la parole, ne se manifeste que longtemps après la naissance, c'est-à-dire après une longue période de perfectionnement préalable. Nous venons de voir que c'est sur l'hémisphère gauche que les conditions de ce perfectionnement sont le mieux assurées. Et comme la dextérité ou la gaucherie cérébrales dépendent de l'état des hémisphères, non pas au moment de l'apparition des plis, non pas même au moment de la naissance, mais plusieurs mois après, quand l'enfant commence à coordonner ses mouvements, c'est dans l'hémisphère qui alors sera le plus parfait que se localisera la direction des actes les plus complexes et les plus difficiles.

Si le côté gauche du cerveau, dans ses parties antérieures surtout, reste plus longtemps que le droit dans un état d'imperfection relative, il prolonge par contre davantage son développement et peut arriver ainsi à un plus haut degré d'organisation. Barkow s'est donné la peine de dénombrer comparativement sur les deux hémisphères les circonvolutions fondamentales et les plis d'inflexion ; il a pu établir de la sorte une série de données statistiques qui, mises en œuvre par Broca (1) pour deux séries de vingt cerveaux, l'une d'hommes, l'autre de femmes, ont montré que les plis sont notablement plus nombreux sur le lobe frontal gauche que sur le droit, tandis que c'est l'inverse au lobe occipital. — Le poids des lobes frontaux gauches est de même sensiblement plus élevé. Sur deux séries de cerveaux masculins provenant de Bicêtre et de Saint-Antoine et pesés par Broca (2), l'hémisphère droit dans son ensemble l'emportait un peu sur le gauche (différences :

(1) *Bull. Soc. d'anthrop.*, 1866, p. 196.
(2) *Ibid.*, 1875, p. 534.

0 gr. 47 — 1 gr. 44), mais le lobe frontal gauche était plus lourd que le droit d'une quantité très notable (différences : 4 gr. 53 — 3 gr. 45).

La circonvolution de Broca contribue certainement à produire ces résultats. Située au niveau et en arrière du ptérion, il paraît assez probable que les variations de largeur de la suture dépendent en partie du volume de la circonvolution. Or, Broca a constaté que le ptérion gauche est en moyenne un peu plus large que le droit (1). Des comparaisons directes ont permis à M. D. Bernard d'établir la réalité de ce plus grand développement du pli du côté gauche. « Il est très remarquable, dit-il, que la troisième circonvolution frontale est toujours plus compliquée sur l'hémisphère gauche que sur le droit. Presque constamment le cap est double du côté gauche. J'ai sous les yeux un cerveau où il y a même ébauche d'un troisième cap (2). »

Il est clair que la supériorité dynamique de l'hémisphère gauche pour la parole, ne va pas sans une circulation plus active de ce côté. Mais ira-t-on, considérant comme la cause ce qui n'est peut-être que l'effet, admettre que la circonvolution du côté gauche est plus active dans son fonctionnement, plus parfaite dans son développement, plus compliquée dans sa constitution, parce que ce côté du cerveau est pourvu d'une irrigation sanguine plus abondante ? C'est ce qu'ont essayé de prouver W. Ogle (3) et M. A. de Fleury (4). On peut au moins douter du bien fondé de cette ingénieuse théorie ; et, de fait, les recherches d'Ogle n'ont pas montré que la différence de calibre des deux carotides fût toujours à l'avantage de la droite chez les sujets gauchers. Le fait qu'il y a des gauchers sans inversion vasculaire prouve que l'influence invoquée n'est du moins pas la seule, et qu'en tout cas elle ne saurait être regardée comme une cause initiale.

(1) *Bull. Soc. d'anthrop.*, 1875, p. 535.
(2) *Op. cit.*, p. 59.
(3) Saint-George's Hospital Reports, 1867, t. II, p. 121.
(4) Du dynamisme comparé des hémisphères cérébraux chez l'homme, 1873. — Cf. Broca, *Mém. d'anthrop.*, t. V, p. 134.

CHAPITRE IV

LA CIRCONVOLUTION DE BROCA CHEZ LES INFÉRIEURS

Nous comprenons sous la dénomination très générale d'*inférieurs* les individus du genre Homme qui, soit par l'effet d'une déchéance de l'intellect liée à une dégradation originelle de l'encéphale, soit à raison de l'absence de l'une des conditions génératrices de la fonction linguistique, l'ouïe, sont de naissance totalement privés de la parole articulée ou ne la possèdent que sous une forme extrêmement rudimentaire.

A cette catégorie, d'où sont naturellement exclus les aphasiques accidentels, appartiennent les idiots, microcéphales et non-microcéphales, ainsi que les sourds-muets.

Ce groupe est hétérogène au point de vue de l'anatomie comme il l'est à celui de l'étiologie. Quelque chose cependant en motive et en légitime à nos yeux la constitution : nous voulons dire l'identité du trouble fonctionnel qui rapproche les différents cas, la nullité ou l'imperfection, de cause cérébrale, des manifestations phonétiques de la pensée. Tous ces individus sont des alaliques complets ou partiels, et ils l'ont toujours été.

La question qui se pose est donc de rechercher si, dans ces conditions, la circonvolution que nous savons être l'organe de la mémoire coordinatrice des mouvements de la parole est modifiée ou fait défaut ; sans nous préoccuper d'ailleurs d'établir le départ entre les cas où la région de Broca est seule atrophiée, et ceux où cette atrophie marche de pair avec un arrêt de développement du cerveau tout entier.

A côté de ces déshérités de la nature, et formant en quelque sorte la transition, au point de vue qui nous occupe, entre ces sujets et les individus normaux des races civilisées, il faut ranger ici, d'une part certains dégénérés (imbéciles, criminels), qui constituent au sein de nos groupes ethniques des exceptions malheureusement trop fréquentes, d'autre part les individus normaux des races inférieures. Ce n'est pas que dans cette seconde catégorie le langage articulé fasse défaut ; toujours, au contraire, il existe, bien que souvent peu parfait. Mais l'infériorité résulte chez les uns de la fréquence des irrégularités dont se montre atteint l'organe cérébral, chez les autres du degré où s'est arrêtée l'évolution sous le triple rapport organique, intellectuel et social. Du fait que chez les dégénérés on découvre presque toujours des circonvolutions de formes irrégulières, des dispositions aberrantes des scissures et des sillons, il s'ensuit qu'il y a lieu de rechercher si la circonvolution de Broca est affectée, et dans quelle mesure, par ces troubles qui remontent aux premiers temps du développement.

Quant aux races sauvages, on sait que leur mentalité est généralement des plus simples. Par une conséquence entraînant la réciproque, les phénomènes du langage sont loin d'être arrivés chez elles à la même complexité que dans les races qui ont depuis longtemps dépassé les périodes du monosyllabisme et de l'agglutination, pour s'élever au procédé linguistique plus parfait, surtout plus précis, de l'amalgame (1), où à des mots plus nombreux répond une signification plus restreinte. Aux derniers échelons de l'humanité, le matériel phonétique est peu considérable ; parfois même il nécessite, pour obvier à son insuffisance, l'adjonction de la mimique à la parole (Tasmaniens, Bochimans) ou le renforcement du mot par l'intonation (langues isolantes) (2). Dans ces conditions de disparité de la fonction, une comparaison anatomique s'impose. La circonvolution de Broca participe-t-elle au développement médiocre qu'offrent si souvent les autres circonvolutions dans les races inférieures? Jusqu'à quel point concourt-elle à produire l'impression de simplicité que donne en général le cerveau de ces races? Y a-t-il un rapport (qui, s'il existe, est un rapport de causalité réciproque) entre la pauvreté des langues parlées par ces peuples enfants, et l'état du centre cérébral où se fixent et s'emmagasinent les sensations issues des mouvements de la parole?

La réponse à ces différents points exige toutefois la solution d'une question préjudicielle.

(1) Cf. André Lefèvre, Études de linguistique et de philologie, 1re et 2e étude. — Ab. Hovelacque, L'Évolution du langage (*Bull. Soc. d'anthrop.*, 1885, p. 371).

(2) Hovelacque, *Ibid.*, p. 373, et La Linguistique, p. 42.

Si les circonvolutions cérébrales étaient des organes n'ayant de rapports qu'avec les fonctions spéciales auxquelles ils sont préposés, on pourrait sans hésiter en comparer le développement chez les individus d'un même groupe zoologique, d'une même espèce par exemple ou d'une même race, et conclure de la diversité de ce développement à l'inégalité de leur pouvoir fonctionnel. Mais on sait que les circonvolutions n'obéissent pas à cette seule influence. Le degré de plissement des lobes cérébraux dépend encore, toutes choses égales d'ailleurs, de la masse du corps, et plus directement de la masse des parties intérieures du cerveau qu'enveloppe le manteau. Ce plissement est la conséquence nécessaire de l'extension de l'écorce cérébrale; il est déterminé par la loi géométrique du rapport des surfaces avec les volumes (1), et, à ce titre, il est influencé à un haut degré par les variations individuelles de la taille. Un raisonnement d'une rigueur mathématique permet de prouver qu'un cerveau qui grandit doit fatalement se plisser sous peine de déchoir.

Ces influences complexes rendent très embarrassante l'interprétation des cas où l'on rencontre des circonvolutions très plissées chez des individus ou dans des races de grande taille, ou, au contraire, des plis simples et peu flexueux chez des individus ou dans des races de taille moyenne ou petite. Etant donné les deux facteurs, taille (ou mieux masse du corps) et pouvoir fonctionnel, quelle est la part de l'un, quelle est la part de l'autre, dans le degré du plissement cérébral? Laisser cette question en suspens, c'est frapper d'avance de nullité toutes les comparaisons où, négligeant le premier facteur, on ne tiendrait compte que du second; et, cependant, si pour chaque cas il fallait établir le départ entre les deux influences, les difficultés seraient insurmontables. Fort heureusement, ces difficultés, dans le cas particulier de la circonvolution de Broca, ne nous arrêteront pas.

De toutes les circonvolutions du cerveau, celle-là échappe le plus complètement, semble-t-il, aux influences somatiques: c'est elle qui, dans sa constitution morphologique, se trouve le plus exclusivement liée à la fonction spéciale dont elle est l'instrument.

La démonstration de ce point de physiologie cérébrale appar-

(1) Cf. Baillarger, *Bull. Soc. d'anthrop.*, 1861, p. 206. — Dareste, Sur les rapports de la masse encéphalique avec le développement de l'intelligence (*Bull. Soc. d'anthrop.*, 1862, p. 26)

tient à notre excellent collègue et ami, M. le docteur Manouvrier, professeur à l'École d'Anthropologie. Ce savant distingué a bien voulu rédiger sur notre demande une note exposant les résultats de ses recherches à ce sujet. L'importance qu'ont pour nos propres études les conclusions auxquelles arrive M. Manouvrier, nous détermine à reproduire intégralement cette note, non sans avoir au préalable remercié l'auteur de son très obligeant concours.

Note sur l'indépendance relative des circonvolutions frontales et de la troisième en particulier, par rapport à la taille;

Par L. Manouvrier.

On sait que le volume du cerveau croît avec la masse du corps, chez l'homme et chez les autres animaux.

La masse des circonvolutions est elle-même influencée par la masse du corps. La surface cérébrale est en jeu ici, puisque le plissement du cerveau augmente sous l'influence de l'accroissement de la taille (Baillarger, Dareste, etc.). Enfin, l'influence de la masse du corps se fait sentir sur toutes les régions du manteau cérébral, sur tous les lobes cérébraux sans exception, ainsi que le prouve, dans un même ordre ou dans une même espèce, la comparaison des animaux les plus petits avec les plus grands.

Le substratum cérébral, quel qu'il soit, des actes psychiques, est influencé par la taille ainsi que j'ai cherché à le montrer par la comparaison suivante, dans mon mémoire sur l'interprétation de la quantité dans l'encéphale (p. 169) : « En dehors de la taille, on ne voit pas que le rat, dont l'encéphale pèse 1 gramme, puisse envier quelque chose au lapin, dont l'encéphale pèse 26 grammes. Or le poids de tous les éléments cérébraux qui servent plus spécialement aux opérations intellectuelles du rat est réduit nécessairement à une fraction de gramme. Et comme l'intelligence d'un rat vaut évidemment celle d'un lapin, il faut admettre que, chez ce dernier, ou bien le poids des éléments cérébraux homologues est également inférieur à un gramme, ce qui est presque absurde étant donnée la masse de la couche corticale des hémisphères, ou bien que ce poids est supérieur, tout en ne produisant pas plus d'effet au point de vue du développement intellectuel, au poids si minime des éléments psychiques du rat. » Cette conclusion mérite, je crois, une sérieuse attention.

Une importante question se pose donc à celui qui veut interpréter physiologiquement les variations morphologiques d'un lobe cérébral ou d'une circonvolution. L'accroissement de la partie étudiée résulte-t-il d'un accroissement de la taille, ou bien d'un perfectionnement fonctionnel, ou encore de ces deux causes réunies ?

Lorsqu'il s'agit d'un individu ou d'un groupe d'individus de taille moyenne ou petite, la seconde hypothèse est la seule à suivre dans l'état actuel de nos connaissances. On doit supposer, jusqu'à découverte d'une influence encore ignorée, que l'accroissement, la complication d'un pli cérébral, est en rapport avec un accroissement ou un perfectionnement de sa fonction.

Mais avec le petit nombre de cas qui s'offrent pour le moment à l'étude, comment distinguer avec certitude une loi générale au milieu de faits plus ou moins contradictoires en apparence, ainsi qu'on est parvenu à le faire dans la question de l'interprétation du poids cérébral, par l'analyse statistique? On peut, du moins, grâce au progrès de cette interprétation, utiliser d'ores et déjà ce progrès dans l'étude de la morphologie cérébrale, ainsi que je l'ai annoncé dans l'introduction et à la fin de mon mémoire sur la quantité dans l'encéphale. C'est avec plaisir que, sur l'invitation de M. Hervé, j'anticiperai ici sur la suite de mon travail, pour montrer qu'effectivement il existe une connexion intime entre l'analyse quantitative et l'analyse morphologique de l'encéphale.

Il ne s'agit pas, il est vrai, de la forme générale du cerveau, dont l'étude paraîtrait devoir profiter le plus immédiatement des données acquises concernant la quantité. Il s'agit d'une circonvolution en particulier, c'est-à-dire d'une partie du cerveau dont les relations pondérales avec les autres sont complètement inconnues. Voici, toutefois, les indications que je puis fournir à ce sujet.

Le volume total du cerveau ne croît déjà pas proportionnellement à la masse du corps. Il est d'autant plus considérable relativement à celle-ci, par conséquent, qu'elle est plus petite. Ce fait, vérifié chez l'homme et chez les autres animaux, tient à ce que le volume du cerveau est en rapport avec beaucoup d'organes et de fonctions dont le développement n'est nullement proportionnel à la masse totale du corps. Parmi ces organes sont ceux qui servent le plus directement à l'intelligence. Parmi ces fonctions sont les fonctions intellectuelles proprement dites. Je n'insisterai pas ici sur cette question complexe que j'ai suffisamment traitée dans un mémoire spécial (1).

Dans le cerveau lui-même, il y a des parties dont le poids et le volume sont relativement moins influencés par la masse du corps. Telle est la masse des circonvolutions par rapport aux parties centrales. C'est ainsi qu'à partir d'un certain âge, la voûte du crâne cesse de s'agrandir intérieurement, alors que la base continue à s'agrandir avec le reste du corps. J'ai démontré ce fait chez les anthropoïdes (2). J'ai également constaté que les chiens de très petite taille, comparés à ceux de grande taille, ont la base du crâne moins développée relativement à la voûte endocrânienne. Je puis dire qu'il en est de même chez les nains intelligents comparés aux géants dans l'espèce humaine.

Dans l'écorce cérébrale elle-même, il y a des parties qui jouissent d'une indépendance relative par rapport à la masse du corps, bien que toutes paraissent être influencées plus ou moins par l'accroissement de cette masse. Telle est la portion du lobe frontal située en avant

(1) L. Manouvrier. *Recherches sur l'interprétation de la quantité dans l'encéphale*, etc. (Mémoires de la Soc. d'Anthropologie, 2e série, t. III, fasc. 2).

(2) L. Manouvrier. *Sur les modifications du profil encéphalique et endocrânien*, etc. (Bull. de la Soc. d'Anthrop. de Bordeaux).

du bregma, de la circonvolution frontale ascendante et du chiasma des nerfs optiques.

En effet, chez les singes anthropoïdes, la portion correspondante du crâne ne s'agrandit plus intérieurement, alors que la partie postérieure de la base du crâne continue à s'allonger considérablement. Ce fait que j'ai découvert en comparant entre eux des crânes d'anthropoïdes de différents âges, a été confirmé depuis par les recherches de Lissauër (1) et de Deniker. J'ai constaté aussi que, chez le chien, la taille influe beaucoup plus sur la région pariéto-occipitale du cerveau que sur la région frontale. Il en est de même dans l'espèce humaine, où la région frontale du cerveau paraît être la plus indépendante de la masse du corps. J'ai prouvé en effet que la capacité du front est presque absolument la même dans les deux sexes, alors que la capacité totale du crâne est beaucoup moins grande dans le sexe féminin (2).

J'ai montré enfin, dans le même travail, que c'est la région temporo-pariétale qui jouit surtout d'un excès de développement chez l'homme comparé à la femme. C'est donc sur cette région qu'influe surtout la masse du corps, et ce fait est corroboré par les données acquises sur la localisation des fonctions cérébrales. C'est, en effet, dans les circonvolutions ascendantes que se trouvent les centres moteurs des membres. Or, ce sont les membres qui entrent pour la plus grande part dans la différence sexuelle de la masse du corps, comme aussi dans les différences individuelles.

Ainsi, le développement des circonvolutions frontales antérieures jouit d'une indépendance presque complète vis-à-vis de la masse du corps, vis-à-vis de la masse totale du cerveau, et même vis-à-vis de la masse totale des circonvolutions. Considérons maintenant la troisième frontale en particulier.

On vient de voir que la zone cérébrale la plus influencée par la masse du corps est celle qui comprend les centres moteurs, d'où l'on peut conclure que cette influence est en rapport avec la motricité. Or, la troisième frontale renferme le centre du langage articulé, mais ce n'est pas un centre moteur, car sa destruction n'est nullement suivie de l'abolition des mouvements qui servent à l'articulation des mots. Il n'y a donc pas nécessité d'admettre *a priori* que la masse de cette circonvolution est influencée par celle du corps, ni même par celle des organes de la parole qui, remarquons-le en passant, sont très petits et relativement indépendants eux-mêmes de la masse totale du corps.

D'autre part, l'une des principales raisons pour lesquelles la masse cérébrale ne croît pas proportionnellement à la masse du corps, c'est que le nombre, la variété et la complexité des sensations, des idées et des mouvements sont absolument indépendants de la taille. Cette raison, sur laquelle j'ai insisté dans mon mémoire sur la quantité dans l'encéphale, revêt précisément son maximum de valeur lorsqu'il s'agit d'un centre cérébral tel que celui du langage articulé. Il est évident,

(1) Cité par Deniker : *Rech. anat. et embryol. sur les singes anthropoïdes*. (Thèse pour le doct. ès-sciences. Paris, 1886).

(2) L. Manouvrier. *Sur la grandeur du front et des autres régions du crâne*, etc. (Assoc. franç. pour l'avanc. des sciences).

en effet, que le nombre, la variété et la complexité des mots et de leurs associations n'ont pas le moindre rapport avec la masse du corps ni avec la masse des organes de la parole.

Il y a donc, en définitive, des raisons pour admettre l'indépendance pondérale de la troisième frontale par rapport à la masse du corps. Cette indépendance n'est peut-être pas absolue, mais elle doit être assez grande tout au moins pour qu'on ne puisse attribuer à une supériorité de taille un accroissement ou une complication notables du centre du langage articulé.

Après cette démonstration, nous pouvons étudier, dans les divers groupes humains dont nous avons parlé, les variations de la circonvolution de Broca, sans craindre de voir nos comparaisons viciées par l'omission d'un facteur qui n'est, dans l'espèce, qu'une quantité négligeable.

Sourds-muets. — L'état du centre de la mémoire motrice des mots chez les sourds-muets a donné lieu à des constatations assez contradictoires. Cela tient sans doute à ce que l'on n'a pas toujours pris soin de distinguer les cas où l'aphémie est l'effet d'une surdité congénitale ou remontant tout au moins aux premiers temps après la naissance, antérieure par conséquent à la première apparition du langage, d'avec ceux où la surdi-mutité survient plus tard, l'enfant ayant pu déjà entendre et comprendre la parole, voire même apprendre à parler. Il va sans dire que les premiers seuls sont susceptibles de fournir des résultats décisifs. Malheureusement, la plupart des observateurs ont négligé de faire mention de ce point important.

Nous devons toutefois reconnaître que, même sur des sourds-muets de naissance, l'examen du cerveau n'a pas toujours donné de résultats positifs. C'est ainsi qu'à l'autopsie d'une sourde-muette de naissance, Chaslin a trouvé que « les circonvolutions frontales, l'insula et les autres parties des hémisphères cérébraux ne différaient pas plus de celles des autres hémisphères qu'on put leur comparer, que ceux-ci ne différaient entre eux (1). »

Au contraire, Broca a constaté, dans deux autopsies, que « la portion postérieure de la troisième circonvolution frontale gauche était moins développée que d'habitude, et que l'insula apparaissait en partie entre les bords de la scissure de Sylvius. Rien de pareil n'existait à droite (2). »

(1) Cité par D. Bernard, *op. cit.*, p. 60.
(2) *Bull. Soc. d'anthrop.*, 1879, p. 673.

Dans un cas relaté par Broadbent (1), il y avait dans le pied de la circonvolution du côté gauche, un îlot postéro-supérieur complètement isolé du reste de la région, sans doute par suite d'atrophie.

On rapprochera de ces dernières observations celles de Rüdinger (2), qui n'ont porté que sur des individus d'ailleurs normaux en ce qui concerne le développement de l'intelligence et des autres facultés sensorielles. Dans la plupart des cas rapportés par cet auteur, la circonvolution de Broca existait, mais s'éloignait un peu de la forme typique dans celle de ses parties attenante aux circonvolutions ascendantes : le méandre postérieur était rudimentaire, quand il ne manquait pas complètement; la circonvolution dans son ensemble était médiocrement développée, à gauche surtout; les plis secondaires situés dans la fosse sylvienne se montraient d'une très grande simplicité des deux côtés. Sur tous ces cerveaux, la troisième frontale gauche était absolument petite. Parfois, la disposition était celle qui existe chez les anthropoïdes et chez le fœtus au septième mois : une seule branche sylvienne antérieure, autour de laquelle la circonvolution décrit une anse unique.

Sur un de ces cerveaux, celui d'une petite fille de quatre ans qui entendait mais n'avait pu apprendre à parler (3), l'extrémité inférieure de la frontale ascendante n'était reliée à F^3 que par un tractus grêle ; le méandre postérieur était à peine indiqué à gauche ; la branche sylvienne antérieure, unique et bifurquée; les plis d'inflexion, sans accidents.

Mentionnons enfin l'atrophie de l'insula gauche, observée par de Font-Réaulx (4) sur le cerveau d'un sourd-muet de Bicêtre. Il se peut, en effet, qu'en pareil cas l'atrophie porte uniquement sur les communications insulaires du centre de l'audition verbale (première circonvolution temporale) avec celui de la mémoire motrice des mots. L'état du centre temporal devra donc désormais

(1) On the cerebral convolutions of a deaf and dumb woman (*Journ. of Anat. and Physiol.*, 2e sér., t. III, 1870, p. 218, pl. IX et X).

(2) *Op. cit.*, p. 177-180.

(3) Cf. Ladreit de Lacharrière, *Annales des maladies de l'oreille et du larynx*, 1876, p. 23. — *Bull. Soc. d'anthrop.*, 1866, p. 146 ; 1887, p. 320, 324.

(4) Localisation de la faculté spéciale du langage articulé, 1866.

être l'objet du plus sérieux examen; déjà Rüdinger a signalé (1) le faible développement de cette région sur les cerveaux de sourds-muets dont il a pu faire l'étude.

Idiots. — L'idiotie reconnaît des causes nombreuses et de nature très diverse.

M. le docteur Bourneville a donné des idioties une classification étiologique que nous croyons devoir rappeler (2). A côté des idioties par hydrocéphalie et par microcéphalie, il y en a qui sont dues tantôt à une sclérose atrophique, tantôt à une sclérose hypertrophique ou tubéreuse des circonvolutions cérébrales. Ailleurs, la dégradation idiotique est la conséquence d'une méningo-encéphalite chronique généralisée, ou encore d'un arrêt de développement par atrophie simple des circonvolutions (porencéphalie), arrêt survenant à une période moins précoce que celle où se produit la microcéphalie. On voit, par cette énumération, que les idiots ne forment en aucune façon un groupe naturel. Des causes très différentes produisent l'idiotie, et l'on peut être idiot même avec un cerveau beaucoup plus lourd que la moyenne, quoi qu'en ait dit Parchappe.

Nous n'étudierons ici que deux des catégories précédentes: l'idiotie par atrophie simple des circonvolutions, et l'idiotie par microcéphalie ou par malformation congénitale. Seules ces deux variétés offrent de l'intérêt, au point de vue purement morphologique où nous nous plaçons.

Idiots proprement dits. — Le cerveau des idiots est toujours plus ou moins anormal. La région frontale du crâne, très peu développée chez la plupart de ces inférieurs, surtout chez ceux qui n'ont pu apprendre à parler (3), indique que la circonvolution de Broca doit être particulièrement touchée dans cette forme spéciale d'aliénation. C'est ce qu'en effet on a constaté.

Sur le moule intra-crânien d'un idiot paralytique, épileptique et privé de la parole, Gratiolet relevait, il y a près de vingt-cinq ans, l'atrophie prédominante des lobes frontaux, atrophie moin-

(1) *Loc. cit.*

(2) Rech. cliniques et thérapeutiques sur l'épilepsie, l'hystérie et l'idiotie, 1884.

(3) Auburtin, *Bull. Soc. d'anthrop.*, 1861, p. 449.

dre à droite dans la région du pli frontal inférieur, très grande à gauche dans la même région (1).

Chez un idiot paralytique et aphasique congénital, James Shaw a trouvé à l'autopsie une atrophie portant sur diverses circonvolutions, notamment sur la frontale inférieure du côté gauche (2).

Dans le service des enfants idiots de Bicêtre, Bourneville a réuni toute une série d'observations très concluantes touchant les rapports qui existent entre l'état de cette circonvolution et le fonctionnement plus ou moins imparfait de la parole. Nous lui emprunterons les trois suivantes :

1° Assass..., 8 ans, eut après 4 ans une fracture de la jambe droite ; quand on la lui réduisit, il dit « bobo » ; il aurait parfois prononcé le mot *papa*, et c'est tout. Idiotie congénitale par arrêt de développement des circonvolutions. — Troisième frontale plissée et sinueuse des deux côtés, mais s'insérant *en retrait* sur la frontale ascendante (3).

2° Bul..., 14 ans. Idiotie consécutive à une atrophie simple des circonvolutions. A commencé à parler à 7 mois, mais la parole ne se développa que lentement et ne devint jamais parfaite.—Les circonvolutions frontales présentaient, *du côté droit*, à une distance de leur point d'insertion sur la frontale ascendante variable pour chacune d'elles (1 cent. pour la troisième), un sillon transversal qui les divisait en deux parties : l'une antérieure, allant jusqu'à l'extrémité du lobe, où les circonvolutions étaient petites, arrêtées dans leur développement, sans lésion apparente, quoique assez plissées et avec des sillons assez profonds ; l'autre postérieure, comprise entre ce sillon transversal et le prérolandique, et où les circonvolutions étaient bien développées (4).

3° Pass..., 15 ans. Hémiplégie droite ; idiotie ; épilepsie jacksonienne à forme hémiplégique. A 2 ans, prononçait quelques mots « papa, maman, promener ». A 15 ans, l'intelligence est presque nulle ; aucune parole. — Atrophie partielle de l'hémisphère cérébral gauche, qui est beaucoup plus petit que le droit et pèse 235 gr. (le droit, 415 gr.). Les circonvolutions frontales y sont moins

(1) *Ibid.*, 1863, p. 194.
(2) *Journ. of mental science*, juillet 1882, p. 210.
(3) *Op. cit.*, 1885, p. 127.
(4) *Ibid.*, 1884, p. 140,

longues qu'à droite et offrent des inflexions et des plis d'anastomose assez irréguliers. La troisième circonvolution montre une disposition anormale : elle est très raccourcie et son cap se trouve confondu avec le pied de la frontale ascendante, assez volumineuse. La région du pied fait donc défaut. — A droite, la circonvolution est normale (1).

Sur le cerveau de l'idiot Michel (Musée Broca) dont l'hémisphère gauche est représenté ci-après (2), les plis frontaux présentent des anomalies à la fois de volume et de connexions. Des anastomoses multipliées entre F^2 et F^3 ôtent à cette dernière toute indépendance. Au nombre de quatre sur la convexité, ces anastomoses partent du pied, de chacune des branches du cap et de l'origine de la portion orbitaire de F^3 ; très longues, elles coupent transversalement, en manière de ponts, le sillon f^2 qui toutefois peut être facilement rétabli par la pensée. La circonvolution elle-même est très étroite, surtout en arrière où elle laisse à découvert la partie antérieure de l'insula. Une triple branche sylvienne antérieure fait décrire à son bord inférieur un triple méandre. Faisons remarquer que c'est la branche moyenne, longue de 4mm5, qui est ici l'ascendante. Le méandre postérieur, d'un très faible développement, appartient au pied, ainsi que la branche correspondante. Le méandre moyen, limité en arrière par la branche ascendante, constitue seul le cap, entre les deux branches duquel descend le sillon médian habituel. Ce sillon se prolonge chez Michel au-delà de f^2, en coupant toute la largeur de la seconde frontale jusqu'au sillon f^1, disposition comparable à celle du cerveau de Bul..., ci-dessus décrit. Cette longue incisure transversale est bordée par le deuxième et le troisième pli d'anastomose dont il a été question.

Sur le cerveau d'un idiot de 50 ans, dont le moule déposé au Musée Broca a été décrit par Ducatte (3), la troisième frontale est de même extrêmement atrophiée. La branche antérieure primitive et unique de la scissure de Sylvius existe seule, et immédiatement en arrière de cette branche se trouve la frontale ascendante. Le pied et le cap manquent donc à F^3, réduite ici à sa portion orbitaire, qui elle-même paraît se rattacher à F^2 (il n'y a pas de

(1) *Ibid.*, 1880.
(2) Voir pl. II, fig. 4.
(3) La Microcéphalie au point de vue de l'atavisme, p. 61.

sillon orbitaire externe). On pourrait donc dire que la circonvolution de Broca n'existe pas, le dédoublement de l'étage inférieur du lobe frontal n'ayant pas eu lieu. L'état est celui du cerveau fœtal au sixième mois et même avant, ainsi qu'en témoignent le degré d'ouverture et le mode de circonscription de la fosse sylvienne (1).

Des faits que nous venons de passer en revue se dégage, en somme, une conclusion formelle : c'est que toujours chez les idiots, d'une façon plus ou moins grave, mais chez tous, la circonvolution de Broca est troublée ou arrêtée dans son développement régulier ; c'est, en outre, que la partie spécialement atteinte de cette circonvolution est celle dont les relations fonctionnelles avec le langage verbal sont aujourd'hui hors de doute. S'il est rare, semble-t-il, de trouver une conformation cérébrale assez vicieuse pour que plus rien n'apparaisse de la région qui nous occupe, le cas ne s'est pas encore vu où cette région aurait été constituée sur les deux hémisphères au degré de la perfection. Remarque bien digne d'attention, et que l'on rapprochera de celle qu'avaient inspirée à Griesinger la localisation de l'atrophie et le caractère partiel de l'arrêt du développement cérébral dans l'idiotie : elles se confirment l'une l'autre.

Pareillement, un rapprochement s'impose entre cet état anatomique au plus haut point défectueux, et la restriction, l'incorrection du vocabulaire chez les idiots. « De même, écrit Collineau (2), que la parole articulée est la caractéristique de l'homme, de même le mutisme est la caractéristique de l'idiot. L'indigence d'idées, la pénurie d'expressions en sont la cause. Qui manque de mots pour rendre les choses, qui n'a rien à dire, se tait ». La formule est juste : un trait la complétera. Ce n'est pas seulement parce qu'ils n'ont pas d'idées que les idiots ne parlent pas ; c'est aussi parce que le langage intérieur, très pauvre à la vérité, dispose d'un instrument trop imparfait pour se traduire au dehors sous forme de signes parlés. Comme l'a dit Griesinger, le mutisme idiotique résulte pour autant de l'insuffisance de la pensée que de l'absence de toute répercussion exercée par les idées sur l'appareil mécanique du langage (3).

(1) *Ibid.*, p. 65.
(2) *L'Homme*, 1885, nº 1.
(3) Pathologie und Therapie der psychischer Krankheiten, 1861, p. 376.

Parmi les idiots, il faut distinguer un groupe spécial, de caractères assez tranchés, celui des *demi-microcéphales ;* ce groupe nous conduira aux microcéphales proprement dits.

C'est dans cette catégorie des demi-microcéphales que rentrait le nommé Chér..., âgé de 59 ans, dont l'observation a été recueillie par MM. Bourneville et Wuillamié (1). Cet individu n'était pas dénué d'une certaine intelligence ; il parlait couramment. Sur son cerveau, qui ne pesait que 640 gr., les circonvolutions, très distinctes, étaient réduites à leurs éléments principaux ; c'était, en quelque sorte, un cerveau d'étude. L'examen de l'hémisphère gauche (2) fait voir une disposition assez particulière de la circonvolution de Broca. F^2 se décompose vers la partie moyenne du lobe en deux branches, entre lesquelles pénètre le sillon rostral : l'une, supérieure, se fusionne avec F^1 ; l'autre, inférieure, longue et étroite, se réfléchit à la limite du lobule orbitaire pour se jeter dans la branche antérieure du cap qu'elle constitue presque à elle seule. Elle sépare ainsi de F^3 toute cette moitié du cap, la branche sylvienne antérieure et la portion orbitaire, qui, rejetées sur le lobule orbitaire, semblent, de même que le sillon orbitaire externe, appartenir à F^2. La circonvolution de Broca paraît se réduire à un lobule pentagonal assez large, à angles arrondis, dont les deux côtés postérieurs répondent à la frontale ascendante et au corps de F^3, les deux côtés antérieurs à la branche inférieure de F^2, et la base à l'anfractuosité sylvienne. Par le milieu de cette base, la branche ascendante de Sylvius pénètre dans le lobule en question. Le sillon prérolandique et le sillon f^2 entourent ce lobule d'une rigole presque circulaire, par suite de l'amincissement de la circonvolution à son attache à l'extrémité inférieure de la frontale ascendante et à sa terminaison dans la branche postérieure du cap.

Cerveau très simple aussi chez le demi-microcéphale Baumann (Musée Broca). Nous y avons trouvé la circonvolution de Broca du côté gauche largement fusionnée par quatre anastomoses avec la circonvolution sus-jacente. Elle est de plus très étroite, sauf dans sa portion orbitaire ; le cap notamment est tout à fait rudimentaire.

Microcéphales. — La microcéphalie, suivant la très juste défi-

(1) *Op. cit.*, 1882, p. 27.
(2) *Ibid.*, planche III.

nition qu'en a donnée Manouvrier (1), est une anomalie par arrêt de développement, essentiellement caractérisée par une insuffisance encéphalique quantitative et entraînant l'idiotie. Le caractère anatomique le plus saillant des microcéphales est la petitesse absolue et surtout relative, par rapport à la taille, du cerveau et du crâne.

La forme générale du crâne rappelle plus ou moins celle des anthropoïdes (Vogt, Manouvrier) ; elle présente au plus haut degré le type pariétal. Le frontal étroit, court, fuyant, revêt une apparence pithécoïde ; et, d'après les mesures de Carl Vogt (2), son inclinaison en arrière est en général plus prononcée qu'elle ne l'est même chez les anthropoïdes.

Comme le contenant est ici complètement subordonné dans son développement au contenu, on peut conclure de cette réduction de la région frontale du crâne dans le sens antéro-postérieur et transverse, que les lobes cérébraux antérieurs subissent une réduction corrélative. L'examen direct du cerveau prouve que c'est en effet sur ces lobes que la diminution superficielle est au maximum. Par leur étendue proportionnelle en surface, le microcéphale n'est guère supérieur à l'anthropoïde. La série ascendante donne : chimpanzé, 35,9 ; microcéphale, 37,5 ; blanc, 100.

Les lobes frontaux des microcéphales sont également réduits en hauteur. Comme chez le singe, la voûte orbitaire saillante excave le lobule orbitaire et donne naissance à un profond enfoncement au niveau de la fossette ethmoïdale : la partie antérieure et interne du lobe frontal plonge dans cet enfoncement, et se termine ainsi en avant par ce prolongement acuminé auquel C. Vogt a donné le nom de *bec simien* (3) (bec ethmoïdal ; *Siebbeinschnabel*). Toutes les conditions d'étroitesse et d'exiguïté qui, chez les Pithéciens, mettent obstacle au développement de la circonvolution de Broca, se trouvent donc réunies sur le cerveau des microcéphales.

Au point de vue des fonctions intellectuelles, le trait peut-être le plus caractéristique, à coup sûr le plus intéressant pour nous

(1) Art. *Microcéphalie* du Dictionnaire des sciences anthropol.
(2) Mémoire sur les microcéphales ou hommes-singes, 1867.
(3) *Op. cit.*, p. 133 et suiv. — Cf. Broca, *Bull. Soc. d'anthrop.*, 1873, p. 356.

de la microcéphalie, est l'absence ou tout au moins l'extrême simplicité du langage verbal (1). Nulle ou excessivement rudimentaire, la parole se borne chez les mieux doués de ces dégénérés à quelques mots répétés sans intelligence de leur sens, souvent par pure imitation. De langage articulé intelligible et suivi, il n'en est pas question. Or, en 1866, C. Vogt annonçait un fait remarquable (2). Dans tous les cas où les microcéphales ne peuvent apprendre à parler, leur cerveau serait, comme celui des singes, privé à droite et à gauche de la circonvolution de Broca. Quand il n'y a ni bec simien, ni excavation du lobule orbitaire, à une circonvolution rudimentaire répondrait un langage réduit lui-même à sa plus simple expression.

Une telle proposition, émanant d'une telle autorité, mérite le plus sérieux examen : nous ne manquerons pas à le faire.

Remarquons tout de suite ce que la proposition implique, à savoir que chez les microcéphales la morphologie du cerveau n'obéit pas à une loi univoque. Si le fait avancé est exact, ce n'est pas un seul type cérébral, mais plusieurs, que nous devons nous attendre à rencontrer, et le lobe frontal en particulier pourra se montrer suivant les cas sous des traits fort divers.

Le tort, dans cette question, a précisément été de vouloir ramener tous les cas à une formule unique. De nombreuses anomalies cérébrales ont été relevées chez les microcéphales, car l'arrêt de développement ne porte pas seulement sur le volume, il porte encore sur les caractères morphologiques du cerveau. Or, tandis que pour certains anatomistes le cerveau microcéphale est simplement, par ses caractères de forme, un cerveau humain arrêté à l'une des phases de son développement embryonnaire, pour d'autres il est frappé d'anomalie réversive et reproduit le type simien et ancestral. Owen, Luschka, ont défendu la première opinion. Contrairement à cette théorie, C. Vogt et Darwin ont invoqué l'atavisme pour expliquer la microcéphalie, qui serait, d'après eux, un retour à l'état simien du cerveau et du crâne. C. Vogt, lorsqu'il a appelé les microcéphales des hommes-singes, s'est surtout appuyé sur ces faits de retour. « Le cerveau des microcéphales, dit-il, n'est pas le résultat d'un simple arrêt de développement, mais d'un arrêt suivi d'un développement dévié, dévia-

(1) Cf. Ducatte, *op. cit.*, p. 15. — C. Vogt, *op. cit.*, p. 182.
(2) *Bull. Soc. d'anthrop.*, 1866, p. 381.

tion se rapprochant plus ou moins de la route humaine ou de la route simienne suivant les cas, mais de préférence de la route simienne. » De son côté, Bischoff a reconnu que sa microcéphale, Hélène Becker, avait le cerveau comparable extérieurement à celui des singes de la taille des cynocéphales, et qu'il présentait en plusieurs points d'étroites analogies avec l'encéphale simien. A ceux qui excluent toute intervention de l'hérédité médiate ou atavique dans la genèse de la microcéphalie, pour n'admettre que l'arrêt de développement, C. Vogt a répondu que les deux influences se ramènent en réalité à une seule, et que, dès qu'il y a arrêt de développement, il y a par le fait même réversion atavique.

Ainsi le voudrait, en effet, ce que Haeckel a nommé la loi biogénétique.

Mais les faits sont plus complexes que nos catégories logiques, et ils se jouent des théories. L'étude de la morphologie cérébrale des microcéphales en donne une preuve éclatante.

En fait, aucune des deux théories que nous venons de rappeler n'est absolument vraie, aucune n'est absolument fausse ; toutes deux contiennent, suivant les cas, une part plus ou moins grande de vérité. Tout d'abord, à la théorie de Vogt qui admet un arrêt de développement reproduisant le type simien, on pourrait opposer que le type simien n'est en définitive que le type humain ou, si l'on veut, le type des Primates, et qu'à aucune époque de son évolution le cerveau de l'homme ne ressemble autant, dans son ensemble, au cerveau du singe qu'à l'âge adulte. D'autre part, il serait facile de montrer, en réponse à Owen, que jamais le cerveau microcéphale ne reproduit trait pour trait un des états transitoires du développement normal. Il se peut qu'il y ait certains de ces cerveaux qui rappellent plus ou moins la disposition cérébrale du fœtus, du cinquième au septième mois ; cela est surtout vrai de certaines régions limitées de l'organe ; mais, en règle ordinaire, une assimilation rigoureuse n'est pas possible, et la vérité est dans cette définition de Broca : « Le microcéphale, dans la période embryonnaire, est un type particulier dont le cerveau ne se développe pas et manque de certaines circonvolutions. » Il y a des cas où à l'arrêt de développement initial vient s'ajouter une perturbation monstrueuse qui fait ressembler le cerveau à celui d'espèces éloignées, sans analogie aucune avec les Primates (*théromorphies* des auteurs allemands). C'est alors une évolution spéciale qui se superpose à l'agénésie primitive et concourt à dévier le cerveau de son type, ce qui explique que la morphologie n'en puisse être rapprochée ni de celle du cerveau humain en voie de développement, ni de celle du cerveau simien (1).

Quant au mode d'action des causes qui interviennent, deux explications également hypothétiques ont été proposées. Pour Ducatte (2), « le développement du microcéphale, interrompu vers la moitié de la vie intra-utérine, ne se continue qu'avec peine dans le sens de son espèce et de l'hérédité immédiate ; de là sa déviation partielle dans le sens d'espèces voisines, et la réapparition anormale de caractères latents transmis par l'hérédité médiate, tandis que les caractères qui se manifestent normalement, entravés dans leur développement, restent incomplets ou même latents. La déviation est la conséquence de l'arrêt du développement. » Manouvrier, donnant au contraire, dans l'enchaînement des phénomènes, le rôle de cause initiale à l'hérédité atavique, tendrait à admettre qu'elle « agit par voie d'accidents venant troubler l'action de l'hérédité immédiate, en arrêtant le développement à un stade embryonnaire et en produisant des déviations évolutives consécutives. »

Ces généralités préliminaires n'étaient pas inutiles pour faire comprendre les distinctions que l'étude de la microcéphalie, au point de vue spécial du centre phonomoteur, nous a amené à établir.

La constitution de cette région du manteau se présente sous trois types très différents. Dans le premier, la circonvolution de Broca n'existe pas. Dans le second, elle est rudimentaire, ne dépassant pas l'état très simple qu'elle atteint chez les anthropoïdes. Dans le troisième, elle réalise, à la complication près, le type humain. Quelques exemples nous permettront de donner de chacun de ces trois types une vue plus complète.

Au premier se rattache la microcéphale de Bischoff, Hélène Becker, qui, âgée de 8 ans, n'avait jamais su prononcer que deux mots. Le cerveau, du poids de 219 grammes, ne dépassait pas en complexité celui d'un fœtus de 8 mois. Avec Bischoff, nous som-

(1) Cf. Broca, *Bull. Soc. d'anthrop.*, 1876 p. 85. — Ducatte, *op. cit.*, p. 90.

(2) *Ibid.*, p. 92.

mes d'avis que la circonvolution de Broca manque complètement sur ce cerveau, dont le lobe frontal ne compte que deux plis. Le bourrelet entourant l'angle antéro-supérieur de la fosse sylvienne, et que Rüdinger considère comme le rudiment d'un troisième pli (1), est en effet situé en arrière du sillon prérolandique ; il répond à la base de la frontale ascendante.

Deux autres enfants microcéphales, nés des mêmes parents et plus jeunes que le précédent, avaient un cerveau sur lequel manquaient également et la branche antérieure de Sylvius et la circonvolution de Broca. Autant qu'on en peut juger par un simple dessin au trait, le lobe frontal ne présentait chez l'un d'eux (2) que le sillon rostral et les deux étages primitifs qu'il sépare. Sur ces trois cerveaux, l'hémisphère se terminait en avant par le bec simien.

Nous avons relevé ce même type sur deux cerveaux microcéphales du Musée Broca : celui de l'idiot Mottey dont Mierzejewski a donné l'histoire (3), et celui de la petite négresse de Baillarger, que Ducatte a longuement décrit dans sa thèse (4). Comme nos observations se trouvent en désaccord avec celles de ces deux auteurs, en ce qui concerne la constitution du lobe frontal sur les cerveaux en question, nous croyons devoir entrer à ce sujet dans quelques détails.

1° *Mottey* (moules 325 et 332 du Musée Broca), idiot apathique, 50 ans. Taille, 1^m54. Poids cérébral, 369 gr. Rapport du poids cérébral au poids du corps : : 1 : 250. L'intelligence et le langage de ce sujet ne dépassèrent jamais les facultés d'un enfant d'un an et demi. Son langage ne se composait que de syllabes articulées des plus simples, telles que celles qu'émettent les très jeunes enfants. Il ne pouvait prononcer que les mots « ici, là, cela, mal » ; il prononçait indistinctement les mots « fait mal ». Il n'avait aucune idée des choses les plus simples, aucune notion de temps et d'espace.

D'après Mierzejewski, la structure des circonvolutions frontales était normale, quoique la couche de substance grise fût mince. Par la petitesse de son poids, ce cerveau vient le troisième dans la liste par ordre croissant des cerveaux microcéphales jusqu'ici décrits. De tous

(1) Ein Beitrag zur Anatomie des Sprachcentrums, pl. II, fig. 6, et p. 162.

(2) *Ibid.*, pl. II, fig. 5, et p. 163.

(3) Contrib. à l'étude du cerveau des microcéph. (*Bull. Soc. d'anthrop.*, 1875, p. 164). — Description du cerveau de Mottey (manuscrit déposé au laboratoire d'anthropologie).

(4) *Op. cit.*, p. 35 à 47.

ceux qui sont connus dans la science, c'est celui dont le poids est le plus faible par rapport au poids du corps. Par sa forme, par la disposition de ses circonvolutions, il ne ressemble ni au cerveau des singes inférieurs, ni même à celui des anthropoïdes ; il se rapproche du cerveau du fœtus humain de neuf mois. Sous certains rapports, il représente même une phase moins avancée du développement, par exemple par la constitution de la fosse de Sylvius, des lobes frontaux et pariétaux.

Les circonvolutions sont imparfaites et peu flexueuses ; les anfractuosités, formées par des sillons peu profonds.

La partie antérieure des lobes frontaux n'est pas disposée en bec, mais régulièrement arrondie. On compte à la surface de ces lobes trois plis longitudinaux et seulement deux circonvolutions, les deux plis inférieurs appartenant à F^2 . Ces trois plis sont séparés par deux sillons de même sens aboutissant respectivement aux segments supérieur et moyen du sillon prérolandique, segments qui sont simplement indiqués et que sépare la racine du second pli. Le sillon inférieur est le sillon courbe frontal des singes : il s'étend presque jusqu'au bord orbitaire qu'une anastomose entre $F^{2'}$ et $F^{2''}$ l'empêche de rejoindre. Au-dessous de cette anastomose est peut-être le sillon rostral (*sulcus fronto-marginalis* de Wernicke).

$F^{2''}$ s'implante par sa racine sur la frontale ascendante, en un point situé à 2 cent. au-dessus de son extrémité antérieure, laquelle se continue en bas et en avant avec $F^{2'}$ et le lobule orbitaire. Ce pli, que Mierzejewski a considéré à tort comme le rudiment de F^3, décrit une boucle sur le segment inférieur du sillon prérolandique, qui communique ici par son extrémité inférieure avec la fosse de Sylvius et, par suite, pourrait être pris à un examen superficiel pour la branche sylvienne antérieure.

La base de la fosse de Sylvius est à découvert et la marge antéro-supérieure en est formée, non par F^3, mais par $F^{2''}$ dont le bord inférieur présente un aspect godronné. L'absence de la circonvolution de Broca est encore attestée par l'état rudimentaire du lobule orbitaire, dont la surface plate et lisse porte le sillon olfactif, une indication du sillon en H, mais point de sillon orbitaire externe.

2° *Négresse de Baillarger*, 16 ans. Sa taille n'était guère supérieure à 1 mètre, et son cerveau pesait moins de 300 grammes.

Hémisphère droit. — Trois plis frontaux larges et peu flexueux qui représentent, comme dans le cas précédent, la première circonvolution frontale et les deux plis normaux de la deuxième.

F^1 et $F^{2'}$ ne sont pas plus séparés que chez les Pithéciens supérieurs ; le sillon f^1 naît d'une simple dépression marquant l'emplacement de ce qui aurait été le tiers supérieur du sillon prérolandique (disposition simienne).

F^2 se rattache par une seule racine saillante au tiers moyen de la frontale ascendante. Au niveau du sillon prérolandique, la circonvolution se divise en deux plis : 1° $F^{2'}$ qui, en avant de f^1, se confond avec F^1 ; 2° $F^{2''}$, séparé du précédent par le sillon courbe, parallèlement à la branche infléchie duquel il envoie une anastomose à F^1 ; cette anastomose sépare le sillon courbe du rostral. C'est $F^{2''}$ qui forme la marge supérieure festonnée de la fosse sylvienne; sa racine à la frontale ascendante est cachée au fond de la portion inférieure du prérolandique, qui passe au-dessus d'elle pour se continuer avec le sillon courbe.

La circonvolution de Broca, qui, d'après Ducatte, « est si considérablement réduite que la partie de cette circonvolution où le langage se localise doit évidemment manquer » (*loc. cit.*, p. 38), n'existe donc pas suivant nous. Les lobes frontaux sont en effet surbaissés, ainsi que chez les Pithéciens, et atténués d'arrière en avant, de manière à constituer une apparence de bec. Sur leur face orbitaire on ne trouve pas le sillon orbitaire externe, mais seulement deux anfractuosités courtes et espacées, rudiment du sillon en H.

La fosse de Sylvius ouverte et qui laisse voir l'insula, n'a pas donné naissance à la branche sylvienne primitive, ce qui représente l'état du fœtus de trois à quatre mois (Ecker).

Sur l'hémisphère gauche, la disposition fondamentale est la même, quoique le sillon courbe et le rostral soient moins nets. L'angle antéro-supérieur de la fosse sylvienne émet ici une courte branche largement ouverte (état fœtal du cinquième au sixième mois), limitée en arrière par le pied de la frontale ascendante, en avant par $F^{3\prime\prime}$.

Comme exemple du deuxième type (circonvolution de Broca constituée comme chez les anthropoïdes), nous citerons le microcéphale de 26 ans dont Theile (1) et Rudolph Wagner (2) ont décrit et figuré le cerveau. Lorsqu'il était ému ou qu'il voulait manifester un désir, cet individu n'émettait que des sons inarticulés ; il ne prononçait assez distinctement que le mot « Mutter ».

Nous en rapprocherons l'un des deux frères microcéphales dont M. le Dr Friese, médecin en chef de l'asile des aliénés de Clermont, offrait naguère au laboratoire d'anthropologie les cerveaux et les bustes moulés (3). De ces deux sujets, l'un s'exprimait assez bien, mais il répondait aux questions plutôt que d'avoir l'initiative d'une idée ; l'autre avait des facultés moins développées, parlait mal et toujours avec emportement. Les cerveaux ayant été envoyés sans indication qui permît de les distinguer, nous ne savons malheureusement auquel des deux frères appartenait celui que nous avons examiné. Très difficile à interpréter, ce cerveau nous a laissé dans le doute relativement au trajet et aux rapports du sillon courbe et du rostral. F^1, simple à son origine à la frontale ascendante, se décompose bientôt pour se fusionner

(1) Henle's und Pfeufer's Zeitschr. f. ration. Medizin ; 3e sér., t. XI, p. 210.

(2) Vorstudien zu einer wissensch. Morphologie und Physiol. des menschlichen Gehirns als Seelenorgan ; 2e part., 1862, pl. III, fig 3.

(3) Cf. *Bull. Soc. d'anthrop.*, 1885, p. 394.

en partie avec F¹. Le bord inférieur du lobe, dans toute cette partie où seraient normalement le cap et la portion orbitaire de F³, est formé par F¹''. La circonvolution de Broca ne se retrouve ni sur le lobule orbitaire, qui présente pour toute anfractuosité une incisure en fourche, rudiment du sillon en H, ni en avant sur le lobule métopique, mais elle existe en arrière sur ce dernier lobule. On voit, en effet, immédiatement en avant du pied de la frontale ascendante, un pli en boucle coiffant une branche sylvienne antérieure presque verticale et assez longue (9 mill. à gauche, 14 à droite). Cette boucle se confond par son extrémité antérieure avec F¹'', dont elle est séparée en haut par le sillon f^2 qui suit la convexité de sa courbure.

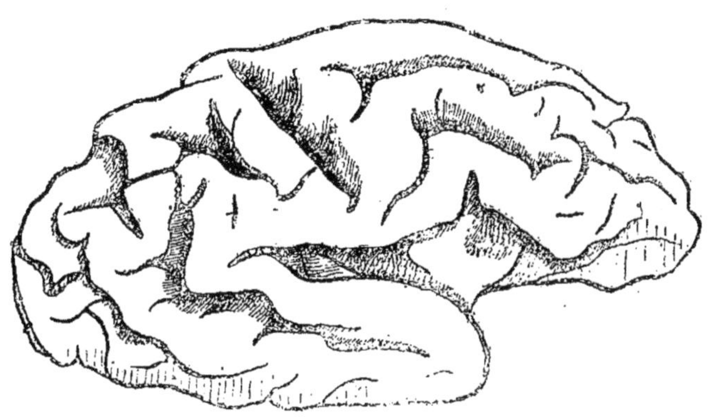

Fig. 4. — Hémisphère droit de la microcéphale Nini (Manouvrier et Doutrebente).

MM. Manouvrier et Doutrebente ont récemment décrit, dans les Bulletins de la Société d'anthropologie (1), le cerveau d'une microcéphale de 55 ans (fig. 4) qui répond au même type que les précédents. Nous n'avons rien à ajouter à ce que les auteurs en ont dit dans leur intéressante communication, sinon que, pour nous, la boucle très simple à laquelle se réduit des deux côtés la circonvolution de Broca, est à cheval, non sur la branche sylvienne ascendante, mais sur la branche sylvienne antérieure. La première branche peut, en effet, manquer sur quelques cerveaux très imparfaits (imbéciles, idiots, microcéphales) ; la seconde est

(1) 1887, p. 241.

absolument constante chez l'homme, à moins d'absence complète de la circonvolution de Broca (1). On remarquera encore sur ce cerveau le dédoublement antérieur de F^2 : la branche inférieure issue de ce dédoublement ($F^{2''}$) sert en avant de limite à F^3, réduite ainsi à n'occuper que la région toute postérieure du lobe. Un sillon transverso-surcilier, aboutissant par son extrémité interne à la pointe disposée en bec de l'hémisphère, et qui, à droite, pénètre par son autre extrémité entre $F^{2'}$ et $F^{1''}$, nous semble être le sillon rostral simien.

Fort semblable au cerveau précédent, quant à la constitution de ses lobes frontaux, est celui d'Edern, microcéphale célèbre dans la science. Le cerveau d'Edern, propriété du Musée Broca, a été, de la part de Ducatte, l'objet d'une étude minutieuse (2). Sur le sujet lui-même, mort en 1861 à Bicêtre, dans le service de notre vénérable collègue, M. le Dr Delasiauve, on ne possédait malheureusement aucun renseignement biographique ou clinique, lorsqu'en 1882 M. Bourneville publia cette très intéressante observation (3). Des notes recueillies par M. Bourneville vingt ans auparavant, et quelques pages consacrées à Edern par M. Delasiauve, dans un mémoire intitulé : « Des principes qui doivent présider à l'éducation des idiots », fournirent les éléments de cette histoire rétrospective.

Edern, idiot épileptique et microcéphale, était, à sa mort, âgé de 27 ans. Le moule cérébral porte la mention « très vigoureux ». Le vocabulaire excessivement restreint de cet idiot se réduisait à quelques mots confusément articulés : « Non, papa, maman, chameau, cochon. » La vue d'objets éclatants, la musique, lui causaient une vive impression et lui arrachaient des transports frénétiques : « Beau çà ! » Malgré son incapacité d'attention et la pauvreté de son intelligence, des soins patients parvinrent à étendre quelque peu le champ de ses idées. L'accroissement des pensées et du besoin de les traduire enrichirent son langage de mots nouveaux, et c'est ainsi qu'on était parvenu à lui faire appeler plus ou moins bien les personnes du service.

Le cerveau ne pesait que 650 grammes. Les lobes frontaux y

(1) Cf. Broca, *Rev. d'anthrop.*, 1883, p. 26.
(2) *Op. cit.*, p. 47.
(3) *Op. cit.*, p. 35.

sont aplatis et très allongés, mais ne se terminent pas en avant sous forme de bec comme ceux de la microcéphale Nini.

Sur l'hémisphère droit (voy. pl. II, fig. 3), les trois frontales se délimitent aisément. La première est remarquable par son excessive largeur. — La deuxième, simple à son origine que le premier sillon frontal communiquant ici avec la scissure de Rolando sépare de la précédente, est, dans cette portion, séparée de la troisième par un sillon court et rectiligne (f^2), continu en arrière avec la partie inférieure du sillon prérolandique. Elle se divise en avant à angle très obtus en donnant deux branches placées presque transversalement sur la continuation l'une de l'autre, et se rendant l'une à F^1, l'autre à F^3. La seconde est limitée en arrière par un sillon transversal, bifurqué en haut, se terminant en bas vers le sommet de l'opercule sylvien, et que Ducatte (1) considère comme se rattachant à f^2 dont le sépare une étroite anastomose F^3-F^2. En avant, les deux branches résultant de la division de F^2 ont pour limite un long sillon transversal et légèrement curviligne ; plus en avant encore se voit le rostral (en rouge), répondant par son extrémité postérieure à l'écartement des deux branches. — La circonvolution de Broca est divisée en deux parties, antérieure et postérieure, par l'angle supérieur de la fosse sylvienne et l'incisure rudimentaire (branche sylvienne antérieure unique) qui en part. La branche postérieure de ce méandre, attenante à l'extrémité inférieure de la frontale ascendante, est extrêmement réduite. Sa branche antérieure s'unit en bas et en avant, sur le sommet de l'opercule sylvien, à la branche inférieure de F^2. Plus en avant, F^3 n'est plus reconnaissable, et la région semble tout entière formée, tant sur la convexité que sur le lobule orbitaire, par F^2. La troisième circonvolution orbitaire manquant, le sillon orbitaire externe se trouve former la limite externe du lobule orbitaire ; il prend la place où est ordinairement la branche horizontale antérieure de Sylvius, et communique en arrière avec l'angle antéro-inférieur de la fosse sylvienne. Celle-ci reste à découvert, en haut et en avant, sur un espace triangulaire dont la base est formée par le bord supérieur du lobe temporal, le sommet par la branche sylvienne antérieure : cette disposition est celle qu'on observe sur le fœtus avant le huitième mois.

Sur l'hémisphère gauche, le type général est le même. L'insula

(1) *Op. cit.*, p. 50.

est à découvert sur un plus large espace ; l'incisure oblique en haut et en arrière qui naît de son angle antéro-supérieur (branche sylvienne antérieure primitive), est plus longue. La branche antérieure du méandre décrit par F^3 s'allonge presque horizontalement d'arrière en avant.

Nous avons parlé d'un troisième et dernier type, que l'on peut qualifier d'humain, malgré sa simplicité. C'est celui de la microcéphale Léopoldine Wenz, âgée de 41 ans, dont H. Schüle a décrit le cerveau dans *Archiv für Anthropologie* (1). Cette microcéphale ne parlait pas ; elle émettait seulement quelques sons inarticulés, quoique la vie intellectuelle ne fût pas chez elle complètement absente. Sur le cerveau, d'une très grande simplicité, le lobe frontal, notablement rétréci en avant, présente à gauche ses trois étages normaux, dont le deuxième et le troisième réunis par un grand nombre de ponts. Le sillon f^2 est très défectueux ; bientôt interrompu, il ne consiste plus en avant qu'en incisures isolées. F^3 présente un cap (*loc. cit.*, pl. VI, fig. 2), au-delà duquel elle prend place sur le lobule orbitaire. — A droite, le type est le même, mais la circonvolution est plus compliquée.

Il nous reste à tirer de ces faits les conclusions qu'ils comportent. Leur rapprochement montre que les rapports existant chez les microcéphales entre le développement de la circonvolution de Broca et le langage, ne sont pas tout à fait ceux que Vogt avait entrevus il y a vingt ans. S'il est vrai de dire que lorsque la circonvolution de Broca n'existe pas, tout langage articulé fait défaut (*premier type*), l'affirmation d'après laquelle les microcéphales qui ne parlent pas seraient toujours privés de cette circonvolution n'est pas exacte, ainsi qu'en témoigne le cas de Léopoldine Wenz. Cet exemple prouve que certains microcéphales peuvent ne pas parler, encore qu'ils aient une circonvolution de Broca assez régulièrement conformée. Il est très probable qu'en pareil cas une éducation appropriée pourrait, à force de patience et de soins, triompher de la nature et amener à la longue quelque amélioration fonctionnelle. L'état anatomique autorise d'autant plus cette supposition, qu'avec une circonvolution moins développée (*deuxième type*) nous avons vu les microcéphales posséder un langage : langage réduit, il est vrai, à la plus extrême pauvreté, à quelques monosyllabes ou mots prononcés

(1) Tome V, 1872, p. 437.

sans aucune intelligence ou machinalement répétés, parfois même consistant seulement en des sons inarticulés. De ce que l'instrument de cette phonétique rudimentaire n'est pas, en somme, très différent de ce qu'il est chez les anthropoïdes, il est permis d'inférer que ces derniers ne sont pas loin du degré de perfectionnement organique compatible avec la parole. S'ils n'émettent aucun son articulé, peut-être faut-il en chercher la cause plutôt dans une impossibilité physique extrinsèque, musculaire ou nerveuse, que dans la conformation de leur cerveau ou dans la faiblesse d'une intelligence incontestablement supérieure à celle des hommes microcéphales.

Nous pourrions aller plus loin, et dire qu'alors même qu'aucune différenciation n'a isolé sur le cerveau la circonvolution de Broca de l'étage sous-rostral, le langage articulé peut exister sous sa forme la plus infime. Il en était ainsi chez Hélène Becker et chez Mottey. Pour expliquer ce résultat, au premier abord paradoxal, force est d'admettre que des centres localisés peuvent se former et fonctionner, même en l'absence de toute circonscription morphologique saisissable, par suite de groupements, non apparents à l'œil, des éléments nerveux.

Imbéciles. — Il ne faut pas confondre les imbéciles, dont le cerveau n'est qu'insuffisant, sans anomalies véritables, avec les idiots. Chez ces derniers, le cerveau porte toujours des malformations plus ou moins nombreuses ; certaines parties de l'organe peuvent être frappées d'arrêt complet de développement. Sur le cerveau très simple des imbéciles, tout est faiblement développé, rien ne manque.

Le Musée Broca nous a fourni sept cerveaux provenant de cette catégorie d'inférieurs. Nous nous contenterons de signaler les particularités les plus saillantes qu'il nous ont présentées.

1. *Désirée Marie Bellanger*, 30 ans, culottière. Très stupide. Poids du cerveau : 1159 gr. (moule 456). — F^3 large, mais grossière à gauche; cap rétréci. Le rostral ne se retrouve qu'en avant.

2. *Femme de* 48 *ans*. Très stupide. Poids du cerveau : 1149 gr. (moule 465). — F^3, très simple dans son dessin, présente à droite le type qu'elle revêt chez le fœtus de 8 mois. Le rostral est visible seulement en avant.

3. *Louis Delamotte*, 64 ans. Très sot. — Sur l'hémisphère gauche, F^3 offre un type très analogue au précédent.

4. *Marie Sénicourt*, 50 ans. Très sotte, virago (moule 404). — Hémisphère droit : Sillon rostral complet ; quatre étages frontaux. F^3 simple, mal séparée de $F^{2''}$; cap étroit. Le sillon f^2 ne se jette pas en arrière dans le prérolandique ; il en est séparé par une première anastomose entre $F^{2''}$ et F^3.

5. *Rosalie Renoncourt*, 64 ans. — Ce cerveau, très grossier et très simple en général, présente des deux côtés la calotte occipitale. Des anastomoses entre les plis et des communications anormales entre les sillons, rendent ses lobes frontaux irréguliers.

A droite, le pied de F^3 se rattache à celui de la frontale ascendante qui est décomposé par une division de la branche postérieure de Sylvius. La racine de ce pied donne un prolongement qui s'enfonce, sans que nous ayons pu le suivre, dans la vallée de Sylvius. Le cap est atrophié, bien qu'il y ait trois branches sylviennes antérieures, la moyenne pénétrant au milieu de la pointe du cap. La branche antérieure de ce lobule donne à F^2 une anastomose qui arrête f^2 et se réfléchit en arrière pour devenir parallèle et supérieure à ce sillon, qu'elle sépare de la moitié postérieure du rostral ; elle se jette dans F^2 entre l'extrémité postérieure du rostral et le prérolandique. Le rostral est ininterrompu. De son milieu part une longue incisure de 23 mm. qui se porte obliquement en bas et en arrière en coupant $F^{2''}$, et pénètre F^3 entre le cap et la partie orbitaire. En arrière de cette incisure, $F^{2''}$ est formée uniquement par la partie horizontale de l'anastomose ci-dessus entre F^3 et F^2 ; en avant, elle se fusionne avec F^3, le sillon f^2 ne se prolongeant pas jusque-là.

A gauche, F^3, grossière, est fusionnée en avant avec $F^{2''}$ par des anastomoses. Cap très étroit. Le rostral ne se suit que dans la moitié antérieure de F^2.

Avec les deux cerveaux suivants, celui de la mulâtresse Sarah et celui de Marie Martel, nous sommes en présence d'un type encore plus simple et inférieur. La partie orbitaire de F^3 semble s'en détacher pour se rattacher à F^2, laquelle accaparerait ainsi presque tout le lobule orbitaire. Après avoir formé le cap, F^3 devient très étroite, et, séparée du lobule orbitaire par le sillon orbitaire externe, semble rentrer dans l'insula.

6. *Sarah*, mulâtresse ; stupide (moule 409). — Poids du cerveau avec les membranes : 890 gr.

A gauche, il existe des anastomoses nombreuses entre les frontales, qui sont larges, grossières et mal délimitées. Le pied de F^3 est récréci ; le cap, ratatiné et cunéiforme. La circonvolution, située tout entière sur la convexité, est comme resserrée entre le lobule orbitaire élargi et la frontale ascendante. Le rostral est impossible à retrouver au milieu des anastomoses.

A droite, F^3 est presque fusionnée avec F^2 ; le pied et le cap sont plus larges que de l'autre côté.

7. *Marie Martel*, 18 ans (moule 390). — Poids de l'encéphale sans les méninges : 1139 gr.

Le cerveau de cette imbécile qui, entre autres traits d'infériorité, présentait la calotte simienne, a été décrit par S. Pozzi (1) dans une note à laquelle nous renvoyons, et où l'on trouvera sur les facultés du sujet des renseignements d'un très vif intérêt. Dans sa première enfance, cette femme avait difficilement appris quelques mots en rapport avec ses besoins de tous les moments. Plus tard, elle retint les mots usuels, dont elle savait se servir ; toutefois son vocabulaire ne comprenait guère plus de deux cents termes correspondant à autant d'idées différentes.

« Le pli surcilier, dit Pozzi, offre une exiguïté des plus frappantes ; il est comme étouffé entre la première circonvolution ascendante, fortement renflée à son extrémité inférieure, et l'expansion antérieure de l'étage frontal moyen qui le déborde en avant, le contourne et se répand en replis multiples sur le lobule orbitaire. Une profonde incisure sépare nettement le pli surcilier de cette expansion de l'étage frontal moyen. Ainsi comprimée, la circonvolution de Broca est réduite à un relief triangulaire à base supérieure, ne mesurant pas plus de 3 centimètres, et à sommet tronqué au-dessous duquel se voit la fosse de Sylvius.

» La troisième circonvolution du côté gauche est encore plus réduite et plus simple que la droite... Immédiatement au-dessus du coude de la scissure de Sylvius, existe des deux côtés un petit intervalle entre le lobe sphénoïdal et le pli surcilier ; dans cette fossette, large d'un centimètre, on aperçoit le lobule de l'insula comme chez le fœtus. » Ajoutons qu'à gauche le pied de F^3 est

(1) *Rev. d'anthrop.*, 1875, p. 193.

caché dans la profondeur et qu'on n'en aperçoit que l'origine à la frontale ascendante. La délimitation très nette de la circonvolution est due à ce que, de ce côté, le sillon f^2 se continue avec l'orbitaire externe. A droite, F^2 est dédoublée dans toute son étendue par un sillon rostral très manifeste.

On remarquera, dans les observations qui précèdent, la fréquence et le nombre des plis d'anastomose qui unissent la circonvolution de Broca au reste du lobe frontal, enlevant ainsi au centre de la mémoire motrice des mots partie de son indépendance et de son individualité. Des plis de communication de même ordre existent entre les deux plis moyens ($F^{2'}$ et $F^{2''}$), et dissimulent, sur ces cerveaux inférieurs, la dualité de la seconde frontale. Par suite, le type frontal se rapproche de la description classique, et les lobes antérieurs pourraient être considérés comme ne comptant que trois circonvolutions longitudinales. La fusion des deux plis moyens rend difficiles à suivre le sillon courbe et le rostral, que nous n'avons trouvés ininterrompus et dédoublant F^2 dans toute sa longueur que trois fois sur dix hémisphères. Cette remarque suffit à réfuter l'opinion qui considère la dualité de la seconde frontale comme une preuve d'infériorité cérébrale.

Criminels. — Le cerveau des criminels a été surtout étudié par Moriz Benedikt (1). D'après cet auteur, la morphologie des circonvolutions se rattacherait, chez les individus qui tombent, pour faits qualifiés crimes, sous le coup des pénalités établies par la loi, à un type particulier et anormal, principalement caractérisé par des communications plus ou moins nombreuses entre les diverses anfractuosités de la surface cérébrale, communications qui coupent et interrompent par places le trajet des circonvolutions (Type dit des *fissures confluentes*) (2). Si nous imaginons, dit Benedikt, que toutes les anfractuosités sont des courants d'eau, un nageur pourrait, grâce aux fréquentes anastomoses, parcourir tous les sillons.

« Lorsqu'on étudie, écrit Broca (3), les cerveaux de ces individus, on y trouve presque toujours des défectuosités morphologiques qui ont été signalées par M. Benedikt, de Vienne, et mises

(1) Anatomische Studien an Verbrecher-Gehirnen ; Wien, 1879.
(2) *Op. cit.*, p. 14.
(3) *Bull. Soc. d'anthrop.*, 1880, p. 233.

en évidence par la collection de cerveaux d'assassins qu'il a envoyés à l'Exposition des sciences anthropologiques de 1878. Ces cerveaux ne présentent généralement pas d'anomalies dans le sens anatomique du mot; leurs circonvolutions, leurs plis secondaires sont au complet et ont leurs connexions ordinaires; mais le développement rélatif des diverses parties de certaines circonvolutions et de leurs plis de communication est plus irrégulier que sur la plupart des cerveaux normaux. Tel pli de communication qui est habituellement assez volumineux pour être superficiel, est atrophié et reste profond; tel autre, au contraire, pourra être plus volumineux et plus superficiel que de coutume, mais le second cas est moins commun que le premier. Il en résulte que certains sillons ou certaines scissures, qui sont ordinairement séparés par des plis superficiels, se continuent ou plutôt semblent se continuer entre eux par suite de l'atrophie partielle de ces plis et de leur position profonde. Ce sont ces communications plus ou moins insolites d'anfractuosités ordinairement distinctes, qui ont été désignées par M. Benedikt sous le nom de *communications anormales* (et on se gardera bien de confondre ici la communication des anfractuosités avec celle des circonvolutions, qui est pour ainsi dire l'inverse). Ces communications anormales des anfractuosités, qu'il vaudrait mieux nommer *insolites*, se rencontrent soit à droite, soit à gauche, en un ou plusieurs points, sur la plupart des cerveaux; c'est pour cela qu'aucun cerveau n'est absolument symétrique, ni absolument typique dans toutes ses parties. Une ou plusieurs de ces communications n'empêchent pas un cerveau d'être à la fois très intelligent et très bien équilibré; mais lorsqu'elles sont nombreuses, lorsqu'elles affectent des parties importantes, elles sont l'indice d'un développement défectueux. C'est ce qu'on voit souvent sur les cerveaux peu volumineux des pauvres d'esprit ou des imbéciles, et c'est ce qu'on voit aussi très fréquemment sur les cerveaux des assassins, avec cette différence que, dans le premier cas, le moindre développement des plis de passage ou d'anastomose est en rapport avec le peu de développement des circonvolutions en général et avec la faiblesse cérébrale; tandis que, dans le second cas, il coïncide au contraire avec l'ampleur de la plupart des circonvolutions et témoigne de l'irrégularité du développement du cerveau. C'est ainsi que M. Benedikt a pu constater et que nous avons pu constater avec lui sur les pièces de sa collection, que les communications insolites des anfractuosités sont incomparablement plus fréquentes et plus nombreuses sur un même cerveau, chez les assassins que chez les individus ordinaires. »

Nous ne pouvons qu'adhérer de tout point aux explications et aux restrictions que les idées beaucoup trop absolues introduites dans la science par Benedikt ont inspirées à Broca. Pas plus que lui, nous n'admettons pour le cerveau des criminels un type morphologique spécial. Les criminels ne forment pas plus un groupe homogène au point de vue cérébral, qu'ils ne constituent une catégorie sociale dont tous les membres seraient semblables entre eux, ou, comme on a été jusqu'à le prétendre, une sorte de type ethnique *sui generis* au sein de nos populations civilisées. Ils diffèrent par le cerveau comme ils diffèrent par la mentalité, par le degré de leur intelligence, par la nature des actes dont ils se rendent coupables, par les voies qu'ils suivent et par les moyens qu'ils mettent en œuvre dans la conception et la perpétration de leurs crimes. On ne s'étonnera donc pas que les particularités données à tort comme caractéristiques du cerveau des criminels se retrouvent sur d'autres cerveaux. Ce que ce cerveau présente, non pas en propre, mais en commun avec celui de certains individus mal doués, quoique nullement criminels, c'est souvent un ensemble de conditions défectueuses au point de vue de son fonctionnement régulier, et qui l'infériorisent si l'on peut dire. C'est ainsi qu'il faut entendre la théorie de Benedikt. Il n'en reste pas moins que les faits reconnus par ce dernier sont parfaitement exacts; et peut-être M. Giacomini a-t-il apporté lui-même à les réfuter des tendances trop absolues (1). Etant admis que les cerveaux des criminels ne répondent à aucun type spécial, mais offrent les mêmes variétés, simples modalités du type ordinaire, que des cerveaux quelconques; étant même accepté que, sur d'autres séries de criminels, les variétés prédominantes sont d'une nature toute différente et montrent plutôt le type des plis anastomotiques fréquents, il n'est pas démontré pour cela que les dispositions signalées par Benedikt n'existent pas dans une proportion plus forte, tout au moins chez certains criminels.

Ces variétés irrégulières sont, en particulier, dans la région de la circonvolution de Broca, des communications du sillon orbitaire

(1) Varietà delle circonvoluzioni dell'uomo; Turin, 1882.

externe avec le second sillon frontal et de la branche antérieure de Sylvius avec les sillons frontaux (1).

Nous avons examiné à ce point de vue le cerveau de l'assassin Prévost et celui de Menesclou, décapité en 1880 pour viol et assassinat d'une petite fille.

1. *Prévost*, assassin intelligent, ayant conçu lui-même ses crimes et les ayant exécutés seul avec autant de sang-froid que de précision. Cerveau couvert d'irrégularités.

A gauche, le pied de F^3 naît par une racine profonde du tiers inférieur de la frontale ascendante, dont sa portion principale et apparente est séparée par la terminaison du prérolandique, au-dessous duquel la racine se réfléchit pour aborder le pied. Le prérolandique entre en communication avec la scissure de Sylvius. Une branche descendante de f^2, allant presque jusqu'à la fosse sylvienne, décompose le pied en deux segments inégaux. La branche horizontale de Sylvius se prolonge très loin sur la convexité. Circonvolution large et grossière.

A droite, en raison de la subdivision de F^1 par un sillon continu et de l'existence du rostral, on pourrait croire, au premier abord, que ce dernier est f^2 et f^1 le rostral; on aurait alors une troisième frontale énorme. Celle-ci manque, en réalité, de limite supérieure précise; elle est fusionnée et anastomosée avec $F^{2''}$, dont la sépare mal une série de fossettes et d'incisures isolées. Le long de son bord inférieur, on distingue le pied, une branche sylvienne ascendante qui se dédouble, d'où un premier pseudo-cap, puis le cap véritable portant son incisure médiane qui se prolonge jusque dans le rostral.

2. *Menesclou* (2). — Cerveau d'idiot, surtout dans ses lobes frontaux. La scissure de Sylvius est peu oblique, et même, sur l'hémisphère droit, se rapproche de la direction verticale : cette disposition est propre aux Primates inférieurs. De ce peu d'obliquité de la scissure résulte un amoindrissement du lobe frontal dans le sens antéro-postérieur.

A gauche, il y a fusion des diverses circonvolutions frontales par une série d'anastomoses transversales, minces et flexueuses. Il y en a cinq entre F^3 et F^2 : on peut suivre toutefois la limite de F^3.

(1) Benedikt, *op. cit.*, p. 98.
(2) Cf. Chudzinski, *Bull. Soc. d'anthrop.*, 1880, p. 578.

A un pied très étroit, surtout à sa naissance, succède un petit cap à sommet arrondi, puis une portion orbitaire assez mal délimitée.

A droite, les étages supérieurs frontaux sont mieux séparés. Il y a un sillon rostral ; f^2 est interrompu en arrière par une double anastomose F^3-F^2 que fournit la branche postérieure du cap; il reprend après cette interruption et va rejoindre en avant, après s'être incurvé en bas, en arrière et en dedans, la branche externe de l'incisure en H; cette communication est tout à fait exceptionnelle. La branche horizontale antérieure de Sylvius se décompose en deux branches, l'une postérieure qui limite le cap en avant, l'autre antérieure qui encoche la portion orbitaire.

Races inférieures. — Il y a longtemps que les auteurs qui se sont occupés avec le plus de compétence et de soin de l'étude du cerveau humain, ont reconnu et proclamé la nécessité de procéder en cette étude par voie de comparaisons étendues au plus grand nombre possible de termes. La multiplicité des variations individuelles de l'organe commande, ici plus encore qu'ailleurs, cette extension des recherches. Si elles sont grandes dans une même race, combien ces variations ne doivent-elles pas l'être davantage d'une race à une autre, alors qu'on les voit modifier des parties qui, suivant les milieux ethniques, produisent les manifestations les plus diverses, les plus hautement singulières de l'activité humaine? Avant tout il en doit être ainsi de celles de ces parties qui servent à la parole, c'est-à-dire à un ordre de phénomènes par lesquels se traduisent et se résument les actes les plus intimes du mécanisme secret de la pensée.

Des difficultés matérielles de plus d'une sorte se sont longtemps opposées à la constitution de cette branche importante de l'anatomie comparative. La fréquence et la rapidité aujourd'hui plus grandes des communications entre les peuples, permettent d'espérer qu'une telle lacune sera bientôt comblée. Déjà, avec les documents dont on dispose, documents dont les uns ont été publiés de divers côtés, dont les autres sont déposés dans les musées et collections publics, il serait possible d'aborder fructueusement l'étude du cerveau dans la série des races. Cette étude s'impose à bref délai ; et il n'est pas interdit de penser que, dépassant la question spéciale du rapport des modes intellectuels avec les dimensions, le nombre, la forme, etc., des plis cérébraux, elle servira puissamment à élucider la question si confuse encore de l'origine des races et de leur parenté.

C'est un des chapitres de cette étude, et non le moins digne d'attention, que nous allons essayer de tracer : moins dans la pensée d'arriver à des résultats définitifs, que dans le dessein de réunir des matériaux utilisables un jour pour une construction plus complète et plus vaste. Nos recherches ont porté sur 7 cerveaux de Nègres, 3 d'Esquimaux et un d'Annamite du Musée Broca. Les descriptions et figures de cerveaux exotiques publiées par Gratiolet, Marshall, Fallot, Rüdinger, Seitz, Rolleston, nous ont fourni les autres éléments de ce paragraphe. Pour quelques-uns de ces cerveaux seulement, nous décrirons en détail la région de la mémoire motrice des mots ; pour les autres, moins spéciaux à cet égard, il suffira d'indiquer les particularités les plus saillantes.

1° *Races noires.*

1. *Emile Emilien* (Musée Broca, moule 398). Poids de l'encéphale : 1410 gr. Cerveau très chargé de plis, mais larges et présentant de nombreuses irrégularités.

A gauche, circonvolutions frontales reliées les unes aux autres par un grand nombre d'anastomoses. Au pied de F^3 succède une portion moyenne décrivant une seule inflexion ; une seule branche sylvienne antérieure.

A droite, cap cunéiforme ; F^3, massive et grossière, est assez bien séparée de la seconde frontale par le sillon f^2.

2. *Tom Blaise*, nègre du Cap. Poids de l'encéphale : 974 gr. Malgré la petitesse de ce poids, cet individu n'était nullement inintelligent. Cerveau finement et régulièrement plissé.

A gauche, circonvolution de Broca petite, mais flexueuse. Branche antérieure de Sylvius triple.

A droite, pied profondément caché, sauf à sa partie supérieure ; un large cap.

3. *Arima*, nègre d'Egypte (Musée Broca, moule 410). Poids de l'encéphale : 1120 gr.

A gauche (voy. pl. III, fig. 2), circonvolution de Broca difforme, irrégulière, mal limitée et difficile à distinguer en arrière de F^2, à laquelle elle est étroitement reliée par des ponts anastomotiques. De son pied et de l'origine du segment suivant, longitudinalement couché au-dessus de la branche sylvienne antérieure unique et très longue, part une double anastomose transversale interrompant f^2. Entre ces deux plis anastomotiques descend presque jusqu'à la marge sylvienne un long sillon, dont l'autre extrémité, après avoir traversé f^2, se prolonge jusqu'à f^1 en coupant en travers toute la largeur de F^2. Immédiatement en avant des deux anastomoses en question, F^3 décrit, au-dessus de l'extrémité légèrement bifurquée de la branche sylvienne antérieure, une courbure unique : c'est la disposition fœtale au commencement du huitième mois. Le segment antérieur de f^2, continu avec le sillon orbitaire externe, limite cette anse, à laquelle succède une portion orbitaire très large.

A droite, pied maigre, court et superficiel. Un cap. Le sillon rostral peut être reconstitué au milieu de F^2.

4. *Marie Rose*, 46 ans (Musée Broca, moule 404). Poids de l'encéphale : 1111 gr.

A gauche, F^3 très simple et grossière. Pied étroit à son origine à la frontale ascendante. Un cap ; mais la branche sylvienne horizontale n'est indiquée que par l'inflexion de la circonvolution à la jonction du cap et de la portion orbitaire.

A droite, pied plus large, en forme de lobule quadrilatère de 20 mill. de large.

5. *Radamela*, négresse d'Egypte. Poids de l'encéphale : 1024 gr.

Circonvolutions de Broca simples. Cap tout petit à gauche, large et en forme d'opercule à droite. f^2 est ininterrompu.

6. *Fatalari*, négresse d'Egypte (Musée Broca, moule 412). Poids de l'encéphale : 1131 gr. Circonvolutions larges, simples, très irrégulières, surtout aux lobes frontaux.

A gauche, F^3 ne présente rien de particulier.

A droite, le pied est petit, lobulaire, irrégulièrement ovalaire : un sillon oblique en haut et en arrière, partant de la scissure de Sylvius et gagnant le sillon prérolandique, en détache la partie inférieure. C'est la branche ascendante de Sylvius, longue de 16 millimètres. La conséquence de cette disposition est que le haut du pied, compris entre la branche précédente et le sillon f^3, forme ici la branche postérieure du cap.

7. *Jeannine Henry*, mulâtresse. Poids de l'encéphale : 1265 gr. Cerveau simple et grossier.

A gauche, le pied naît en profondeur de la frontale ascendante; il forme un simple petit lobule ovalaire. Un cap. Le rostral existe, mais difficile à suivre au milieu des anastomoses frontales.

A droite, F^3 nettement limitée par un sillon f^2 d'une seule venue. Le pied est très réduit (largeur, 6 millimètres; hauteur, 25 millimètres). Un cap. Sillon rostral continu à la surface de F^3.

Les points à relever surtout dans ces observations sont: 1° l'imperfection ordinaire du pied de la circonvolution de Broca; 2° l'état simple, souvent grossier, de cette dernière qui, deux fois sur sept, décrit à gauche, dans sa portion moyenne, un seul méandre sur une branche sylvienne antérieure unique; disposition rappelant celle des anthropoïdes et reproduisant celle du fœtus au début du huitième mois. Sur un seul de ces quatorze hémisphères, il y a une triple branche antérieure de Sylvius; 3° la fréquence des anastomoses superficielles entre F^3 et F^2, anastomoses marquant la tendance du cerveau à conserver l'état primitif, où le centre phonomoteur est encore mal isolé du reste du lobe. Ce dernier point avait été très bien constaté déjà par M. Pozzi: « Ces anastomoses, dit-il, existaient sur la Vénus hottentote. Gratiolet, qui avait été frappé de l'indépendance ordinaire du pli surcilier dans la race blanche, pose cette question: « Y a-t-il sur ce point entre les différentes races humaines des différences appréciables? » Puis il ajoute: « Raisonnant d'après un nombre insuffisant d'observations, nous n'oserions pas la résoudre affirmativement. » J'ai examiné à cet égard six cerveaux de nègres et deux de mulâtres que possède le riche laboratoire de M. le professeur Broca. Sur ces huit pièces, les plis anastomotiques ne manquent complètement qu'une fois. Sur les sept cerveaux où on les trouve, cinq sont anastomosés des deux côtés, deux d'un seul côté seulement. On peut assurément conclure de cet examen que la réunion par des plis accessoires de la troisième circonvolution à la deuxième est la règle chez le nègre, tandis que, chez le blanc, c'est, sinon une exception, au moins la disposition la moins fréquente (1). »

Ajoutons que nos observations son confirmées par celles de Rüdinger sur deux cerveaux de nègres (2): sur celui qu'il a re-

(1) *Op. cit.*, p. 354.
(2) *Op. cit.*, p. 166; et pl. IV, fig. 4.

présenté, la branche sylvienne antérieure unique présente la forme en Y propre au cerveau fœtal.

Auprès des nègres et au-dessous d'eux, on doit ranger les *Bochimans* et les *Hottentots* de l'Afrique méridionale.

Dans l'atlas qui accompagne son « Mémoire sur les plis cérébraux », Gratiolet a figuré (1) le cerveau de la femme bochimane célèbre dans la science sous le nom de Vénus hottentote. Il est revenu à bien des reprises sur ce cerveau, où la circonvolution de Broca du côté gauche se distingue par un pied allongé mais étroit, et plus profondément situé, semble-t-il, que le reste de la circonvolution; par un cap triangulaire, arrondi au sommet et de chacune des branches duquel part une large anastomose pour F^2; enfin par la communication, au moins apparente, de la branche sylvienne ascendante avec f^2. La subdivision des lobes frontaux en quatre étages se voit très nettement sur la convexité des deux hémisphères.

La description la plus complète que l'on possède du cerveau d'un représentant de cette race inférieure, est celle qu'a donnée le professeur Marshall dans les *Philosophical Transactions* (1864, p. 501). La largeur maximum de ce cerveau, de forme ovoïde allongée, répondait aux éminences pariétales, à l'union des deux tiers antérieurs et du tiers postérieur de l'organe. A partir de cette région pariétale proéminente, il se rétrécissait assez brusquement en avant jusqu'à l'entrée de la scissure de Sylvius, où, comme sur le cerveau fœtal, il paraissait remarquablement étranglé. Il est à noter que ce même étranglement des lobes frontaux existait chez la Vénus hottentote, où Gratiolet l'a signalé. Le cerveau s'élargissait un peu de nouveau aux angles externes de la région frontale, laquelle était néanmoins fort étroite. Sur la vue de profil, la circonvolution de Broca, bien séparée de la seconde frontale, semble décrire des flexuosités peu prononcées et paraît surtout simple dans la région du pied. Cette impression est corroborée par ce que dit Marshall de la scissure de Sylvius, dont « les bords ne sont pas en contact très intime, surtout vis-à-vis du bord postérieur du lobe frontal, qui est ici fort défectueux ; la scissure est assez ouverte pour que, sans écarter ses bords, on puisse voir distinctement une petite portion de l'insula ». Le cerveau de cette Bochimane, dont les circonvolutions n'étaient guère plus avancées

(1) Pl. I, fig. 2.

dans leur développement ni plus complexes que celles de la Vénus hottentote, possédait, ajoute Marshall, « toutes les circonvolutions primaires du cerveau humain ; mais, si on les compare aux mêmes parties du cerveau européen ordinaire, on les trouve plus petites et, dans tous les cas, tellement moins compliquées, qu'on les distingue bien plus facilement les unes des autres... En comparant les diverses régions du cerveau, les circonvolutions primaires de la région frontale supérieure sont, dans l'ensemble, les mieux développées ; celles des régions frontales moyenne et inférieure viennent après ; celles de la surface orbitaire sont les moins développées. »

Rüdinger a décrit et figuré l'hémisphère gauche (1) d'une Hottentote sur lequel la circonvolution de Broca courte, étroite et d'une forme très simple, surtout comparée aux autres circonvolutions, est tout particulièrement avortée au niveau du pied ; celui-ci est représenté par une courte et mince bandelette, comme étouffée entre la frontale ascendante et le cap très large ; une triple et large anastomose unit étroitement F^3 à F^2.

Les *Australiens* sont parmi les populations les plus dégradées du globe : incapables d'aucun progrès, ils s'éteignent rapidement.

Rolleston vient de donner, dans un des derniers numéros du *Journal of the anthropological Institute of Great Britain and Ireland* (2), la description d'un cerveau de cette race. Il note la très grande simplicité des circonvolutions en général, comparées à celles du cerveau européen, et en particulier des circonvolutions frontales. Ces circonvolutions, « au nombre de quatre au lieu de trois », présentaient un arrangement antéro-postérieur très évident, n'étant point reliées les unes aux autres par des plis d'anastomose. Du côté gauche, branche sylvienne antérieure unique et bifurquée ; racine de F^3 petite ; l'insula à découvert, par suite d'un défaut de développement des plis limitrophes. Cette imperfection de la circonvolution de Broca dans un groupe humain où le système phonétique est des plus simples (3) et la morphologie linguistique peu complexe, mérite au plus haut point l'attention.

Il est incontestable que les cerveaux dont nous venons de

(1) *Op. cit.*, p. 165-166 ; et pl. IV, fig. 1.
(2) Août 1887, p. 32.
(3) Hovelacque, La Linguistique, p. 89.

parler, avec leur morphologie d'une simplicité poussée si loin, sont à l'extrême limite des variations compatibles avec l'exercice d'une intelligence normale (normale par rapport aux besoins très restreints auxquels elle doit suffire); et, s'il existe la moindre relation entre les variétés morphologiques du manteau cérébral et les variétés intellectuelles, on ne saurait douter qu'à une circonvolution de Broca ainsi conformée ne corresponde une mémoire motrice des mots qui serait chez nous tout à fait insuffisante.

2° *Races altaïques.*

Nous avons eu la bonne fortune de pouvoir étudier trois cerveaux d'*Esquimaux* provenant de deux sujets masculins et d'une femme de cette race, morts à Paris en janvier 1881. Avec son habileté consommée, M. Chudzinski a fait de ces pièces si précieuses des moulages déposés au Musée Broca.

1. *Paulus Abraham*, 35 ans. — Cerveau extraordinairement simple. Circonvolutions très larges, peu flexueuses, à limites parfaitement nettes.

A gauche, F^3 est séparée de $F^{2''}$ par le sillon f^2, étendu sans interruption du prérolandique au point de réflexion de la troisième frontale sur le lobule orbitaire, où lui-même se termine en s'incurvant. — Le pied très simple, peu élevé, naît de celui de la frontale ascendante; il est séparé du reste de la circonvolution par un sillon profond et vertical qui se détache de f^2, et va plus loin que le bord inférieur de l'hémisphère qu'il contourne. — Au pied succède une boucle épaisse, à cheval sur une branche sylvienne antérieure unique qui, au niveau de la concavité de la boucle, se divise à angle aigu en deux petites branches secondaires, isolant entre elles un petit lobule cunéiforme pris sur cette boucle. — L'origine de la portion orbitaire forme un large opercule à sommet arrondi qui s'avance au-devant de l'insula, et décrit un méandre à convexité tournée en sens inverse de celle de la boucle précédente; ce méandre contourne la branche externe de l'incisure en H. — Quatre étages sont visibles sur le lobe frontal par suite de l'ininterruption du sillon rostral.

A droite, la région inférieure de la circonvolution se voit mal; le cap est recouvert sur le moule par le lobe temporal. Le lobe frontal est plus compliqué d'anastomoses que sur l'autre hémisphère, et le rostral ne se suit pas sur toute sa longueur.

2. *Tobias Ignatius*, 21 ans. — Circonvolutions extrêmement larges, massives, simples mais irrégulières.

A gauche (voy. pl. III, fig. 1), le pied de F^3 est réduit au minimum : haut, mais singulièrement étroit, il n'est plus représenté que par une très mince bandelette, large de 2 millimètres et demi, comme étouffée entre la frontale ascendante et le cap très élargi et triangulaire. La branche ascendante de Sylvius, longue de 20 millimètres, le sépare du cap. La branche horizontale, très courte et bifurquée, encoche l'origine de la portion orbitaire. Une incisure venant de f^2 parcourt le cap presque jusqu'à son sommet; en arrière de cette incisure, la branche postérieure du cap envoie à $F^{2''}$ une large anastomose qui coupe f^2. De l'origine de la portion orbitaire part une autre grosse anastomose qui va se perdre dans $F^{2''}$ et dans le lobule orbitaire : la branche externe de l'incisure en H la limite en dedans.

Il n'y a que trois racines frontales; mais F^2, simple à son origine, se dédouble bientôt en deux plis séparés par le rostral. A son point de départ, f^2 n'est séparé de ce dernier que par un pli très étroit de F^2, de telle sorte que les deux sillons semblent naître par une commune origine du prérolandique.

A droite, on ne distingue que le pied, séparé du reste de la circonvolution par une branche sylvienne qui, en haut, s'incurve en avant et se prolonge assez loin parallèlement à f^2. Celui-ci mesure 27 millimètres : en avant de lui, il y a fusion complète entre F^3 et F^2.

3. *Henocq Ulrika*, 24 ans, sœur du précédent. — Cerveau simple, mais à circonvolutions moins larges et plus flexueuses que chez les deux hommes.

A gauche, F^3 est séparée de F^2 par un second sillon frontal très net. La circonvolution est très large, extrêmement grossière et confuse. Une branche de 23 millimètres, qui descend jusque dans la fosse de Sylvius, limite en avant le pied très long et étroit. Vient ensuite une portion cunéiforme et triangulaire à sommet inférieur : c'est un pseudo-cap. Le cap véritable est en avant, petit et resserré entre une branche sylvienne ascendante de 15 millimètres et une branche horizontale de 6 millimètres : au milieu de ce cap se voit un long sillon, presque horizontal en arrière, qui émane de l'extrémité antérieure de f^2. — Le sillon rostral ne décompose que la partie antérieure de F^2.

A droite, F^3 est extrêmement réduite en hauteur et en longueur. Le pied est fusionné en haut avec la frontale ascendante; une incisure descendante venue de f^2 le sépare d'une portion triangulaire à sommet antérieur qui doit peut-être y être rattachée. Le cap, petit, operculaire, à sommet dirigé en bas et en arrière, est circonscrit par les deux branches sylviennes antérieures, lesquelles semblent se continuer par un contour arrondi et naître d'un tronc commun derrière son sommet.

M. Chudzinski avait déjà très bien relevé (1) les traits caractéristiques de ces trois cerveaux : le peu de longueur relative de leurs lobes antérieurs, les autres lobes étant au contraire très développés, surtout les pariétaux; la réduction de la circonvolution de Broca « courte et comme ramassée sur elle-même. » Il n'est pas interdit de penser que cette infériorité anatomique cor-

(1) *Bull. Soc. d'anthrop.*, 1881, p. 312.

respondait à une infériorité dans la fonction phonétique. Chez les Esquimaux, en effet, le système vocalique est simple; certaines consonnes manquent ; la langue ne souffre pas, à la fin des mots, de groupements de consonnes (1).

M. le docteur Fallot a décrit (2) le cerveau d'un *Malais* de Manille, sur lequel, contrairement à la règle ordinaire, la circonvolution de Broca était moins compliquée à gauche qu'à droite. Nous renvoyons à cette description qui, isolée, n'autorise aucune conclusion.

Sur un cerveau d'*Annamite* du Musée Broca, nous avons noté à gauche un pied de forme quadrilatère, large (27 millimètres à son bord supérieur), lobulaire, parcouru en son milieu par une branche descendante émanée de f^2, et naissant du tiers inférieur de la frontale ascendante par deux racines, dont l'inférieure profonde. — A droite, le pied, quadrilatère et décomposé comme de l'autre côté, est étroit (15 millimètres) ; il naît à l'union du tiers moyen avec le tiers inférieur de la frontale ascendante par une racine unique, au-dessous de laquelle le sillon prérolandique se continue jusqu'à la scissure de Sylvius. — Des deux côtés, quatre plis frontaux.

3° *Races américaines.*

Pour les races de l'Amérique, quatre cerveaux constituent jusqu'à ce jour tout le bilan de la science.

Sur le cerveau d'une jeune *Indienne* née à Caracas (Vénézuela), cerveau caractérisé par son extrême simplicité et par la forme singulièrement massive de ses circonvolutions, Fallot (3) a vu la troisième frontale un tant soit peu plus compliquée à gauche qu'à droite ; le cap très nettement constitué des deux côtés ; F^2 s'unissant à F^3 à sa partie antérieure du côté droit, à sa partie antérieure et à sa partie postérieure du côté gauche.

Gratiolet a représenté dans la planche XIX, figure 1, de l'atlas qui accompagne l'Anatomie comparée du système nerveux, le cerveau d'un *Charrua*. Les circonvolutions y sont extrêmement simples. Celle de Broca présente à gauche un pied allongé, naissant de l'extrémité inférieure de la frontale ascendante, au-dessous du

(1) Fréd. Müller, Grundriss der Sprachwissenschaft, t. II, p. 162.
(2) *Bull. Soc. d'anthrop.*, 1880, p. 441.
(3) *Ibid.*, p. 445.

sillon prérolandique dont il encadre la terminaison. En haut, ce pied s'infléchit au-dessus d'un sillon qui le limite en avant et qui semble venir de l'anfractuosité sylvienne. Cette région est étroite et profonde. Le cap qui lui succède est étroit, festonné à son bord inférieur, et envoie par chacune de ses branches une anastomose à F^2. Les deux branches sylviennes antérieures naissent d'un pied commun.

Récemment enfin, le docteur Johannes Seitz a publié la description de deux cerveaux de *Fuégiens* (1). L'un, d'homme, présentait des deux côtés la disposition fœtale en Y de la branche sylvienne antérieure. La circonvolution de Broca était bien délimitée du côté de la convexité par le sillon f^2. L'autre, de femme, avait à gauche deux branches sylviennes antérieures réunies en V à leur extrémité inférieure ; ces branches naissaient à droite par un pied commun. Le pied de la circonvolution était, du côté gauche, dédoublé par une longue branche, parallèle et postérieure à la branche ascendante de Sylvius, et qui, paraissant communiquer en bas avec la scissure de ce nom, remontait en haut presque jusqu'à f^2. On voit que si, dans l'ensemble, ces deux cerveaux justifient la conclusion de Seitz qui ne les trouve pas inférieurs à la généralité des cerveaux européens, une réserve doit certainement être faite pour la région de Broca ; et nous ne pensons pas avec l'auteur allemand qu'il y ait ici une exception à la loi d'après laquelle la complexité morphologique de cette région croît ou diminue, suivant que s'élèvent ou que s'abaissent les facultés intellectuelles.

Citons, pour finir, les observations de Rüdinger sur huit cerveaux de *Turcos* (Arabes et Berbers) : il n'y a relevé aucune particularité pouvant être considérée comme caractéristique de la race. Il note toutefois la simplicité des méandres décrits par F^3, très symétrique sur les deux hémisphères : comme Gratiolet l'a dit après Willis, simplicité et symétrie sont, en effet, sur le cerveau choses corrélatives. Comparés aux précédents, plusieurs cerveaux de Français ont montré à Rüdinger une circonvolution de Broca plus longue et plus plissée.

Chez onze *Juifs*, cette circonvolution ne se signalait que par des caractères en rapport avec le degré d'intelligence des sujets.

(1) Zwei Feurländer-Gehirne (*Zeitschr. für Ethnol.*, 1886, fasc. VI, p. 237).

CHAPITRE V

LA CIRCONVOLUTION DE BROCA CHEZ LES INTELLECTUELS (1)

Dans son mémoire sur les plis cérébraux, — un de ses plus beaux titres de gloire, — le spiritualiste Gratiolet, parlant des méthodes d'investigation qui permettront un jour une connaissance plus exacte des rapports de l'entendement avec l'activité de la matière pensante, recommande l'observation de ce qu'il nomme les « formes intellectuelles », en la complétant par l'étude des cerveaux où, durant la vie, ces formes se sont manifestées. Voici en quels termes remarquables il s'exprime à ce sujet : « Sous ce point de vue, nous regretterons que nos usages et le légitime respect qui s'attache à la mort ne permettent pas de recueillir le cerveau des hommes que des aptitudes spéciales ont distingués pendant leur vie, ou d'en conserver des moules bien faits. De grandes collections de ce genre auraient, pour la science, des résultats certains; elles permettraient d'établir des comparaisons justes et fécondes (2) ». Chez ce grand esprit, les opinions du philosophe n'avaient pas altéré la vue très nette et le sentiment très perspicace des nécessités de la science.

Le vœu de Gratiolet a été entendu, et s'il est à présumer qu'un long temps s'écoulera encore avant qu'il soit pleinement satisfait, du moins a-t-il reçu un commencement de réalisation. Jusqu'à ces dernières années, les anatomistes qui s'étaient occupés d'étudier l'encéphale n'avaient pu disposer, sauf très rares exceptions, que de cerveaux anonymes pour ainsi dire, cerveaux provenant d'individus inconnus, ayant succombé dans les hôpitaux. Les hommes

(1) Nous avons adopté, faute d'un meilleur, ce qualificatif d'*intellectuels*, qui pour nous désigne les individus faisant œuvre constante de leur cerveau, les ouvriers de la pensée. Cette dénomination n'a donc pas exactement le sens qui s'attache à l'adjectif *intelligent*. Le nom de *psychiques*, emprunté au langage de la médecine mentale, eût pu laisser place au doute : les intellectuels sont des hommes plus ou moins intelligents, mais toujours sains d'esprit.

(2) *Op. cit.*, p. 103.

à qui ces cerveaux ont appartenu, meurent obscurs après avoir vécu ignorés, ne laissant derrière eux aucune œuvre qui permette de reconstituer leur physionomie intellectuelle : de leurs aptitudes, de leurs facultés, de leur développement mental, de leurs caractères moraux, le plus souvent on ne sait rien ou presque rien. C'est tout au plus si l'observation recueillie au lit du malade permet quelquefois de connaître approximativement le degré de leur intelligence. Des cerveaux normaux recueillis dans ces conditions peuvent offrir par occurrence quelque intérêt anatomique ; ils sont presque sans valeur pour la solution du problème psychologique. D'ailleurs, même à supposer connus les sujets dont ils proviennent, ceux-ci appartiennent pour la plupart à cette partie de la population où un degré inférieur, ou tout au plus moyen, de culture intellectuelle est la règle ordinaire.

L'important ici était donc de réunir des cerveaux de personnalités ayant marqué par quelque côté dans l'histoire de leur temps : artistes, littérateurs, hommes de science ou hommes politiques, esprits éminents ou simplement distingués, mais dont on connût bien les œuvres, les qualités, le caractère. C'est à quoi se sont efforcés parmi nous quelques hommes d'initiative et de progrès, désireux, suivant la belle expression de l'un d'eux, d'être utiles à la science encore après leur mort. S'inspirant de cette vérité que « la psychologie scientifique, destinée à jeter tant de lumière sur toutes les sciences sociales, ne pourra faire de progrès sérieux tant qu'il sera impossible d'étudier scientifiquement le cerveau des personnalités connues, soit par leurs actes et leurs œuvres, soit par les renseignements fournis par eux ou par leurs familles (1) », ils ont fondé une *Société d'autopsie* qui s'est trouvée être, en même temps, une œuvre sociale excellente. On lui devra d'avoir enfin réhabilité la pratique des nécropsies, qui, trop longtemps réservée aux déshérités dont se compose la clientèle de nos hôpitaux, a pu justement passer à leurs yeux pour une sorte d'opprobre posthume.

Plusieurs membres de la Société d'autopsie ont déjà payé à la science le suprême tribut ; et c'est ainsi que les cerveaux de Louis Asseline, de Jules Assézat, des docteurs Coudereau et Bertillon, sont venus enrichir le laboratoire de l'Institut anthropologique. Joints à celui de Gambetta, récemment décrit par MM. Mathias

(1) Statuts de la Société d'autopsie.

Duval et Chudzinski (1), et à celui de Gall, ces cerveaux constituent un premier fonds extrêmement précieux, où nous avons surtout puisé pour la rédaction de ce chapitre. D'autre part, en Allemagne, feu le professeur Rudolph Wagner, à Gœttingue, MM. Bischoff et Rüdinger, à l'Institut anatomique de Munich, ont réuni des collections du même genre qui leur ont fourni une grande partie des matériaux, et non les moins intéressants, de leurs recherches sur le cerveau.

De tels documents auront un jour, lorsqu'ils se seront multipliés, une incontestable valeur pour l'étude des circonvolutions de l'homme et des conditions qui en régissent le développement. De même, la physiologie cérébrale retirera certainement les plus grands avantages de la constitution de semblables archives : elles permettront de connaître l'influence qu'a pu exercer sur tel caractère, sur telle aptitude de l'esprit, telle ou telle disposition du cerveau. L'idée directrice qui doit présider à cet ordre de recherches a été parfaitement formulée par M. Mathias Duval (2) dans les termes suivants : « Etant donné une série d'encéphales ayant appartenu à des sujets caractérisés par le développement évident, incontestable de certaines facultés, rechercher si ces cerveaux présentent, dans leurs circonvolutions, des caractères particuliers, également évidents et incontestables, de telle sorte qu'on puisse dire que tel trait de la morphologie des circonvolutions est en rapport avec le développement de telle faculté cérébrale. »

L'observation de certaines règles s'impose en pareille matière.

Il faut tout d'abord que l'expertise anatomique ne porte que sur des régions dont le rôle fonctionnel ait été déjà déterminé ou soit présumé, directement par l'expérimentation physiologique et l'observation anatomo-clinique, ou indirectement au moyen des inductions que permet l'anatomie comparative. D'autre part, comme en l'absence d'adéquation rigoureuse entre le développement superficiel des départements corticaux et l'activité dont ils sont le siège, — l'insuffisance de ce développement pouvant être compensée par celui d'autres facteurs anatomiques, — des conclusions fondées sur une pièce unique seraient sans valeur, même restreinte au cas particulier en cause, il faut procéder par

(1) Description morphologique du cerveau de Gambetta (*Bull. Soc. d'anthrop.*, 1886, p. 129).

(2) *Op. cit.*, p. 150.

voie de comparaison entre le plus grand nombre possible de cerveaux de provenance connue. « Quelque éminent et supérieur, dit justement M. Mathias Duval, qu'ait été tel ou tel homme dont nous posséderons et décrirons le cerveau, la pièce anatomique cérébrale correspondante n'aura de valeur que quand elle sera accompagnée de plusieurs pièces semblables. »

Ces conditions se trouvent remplies pour les observations que nous avons pu recueillir, et qui concernent la zone du manteau cérébral dont les attributions physiologiques ont été connues les premières et le sont peut-être le plus complètement.

La question qui se posait était de savoir si chez des hommes notoirement bien doués sous le double rapport de l'intelligence et de la parole (deux qualités dont la seconde implique toujours la première, bien que la réciproque ne soit pas également vraie), la région préposée à la coordination et à l'enchaînement mnémoniques des mouvements phonateurs présente un développement corrélatif à celui de la fonction. L'indépendance relative de la circonvolution de Broca par rapport à la taille autorise d'ailleurs cette recherche : ne laissant plus en présence que l'organe et sa fonction spéciale, elle conduisait à demander à l'un l'explication de l'autre. Nous avons réuni, dans cette vue, un certain nombre de documents que nous reproduirons tels quels, en les faisant suivre d'une courte analyse de ceux que nous avons puisés à d'autres sources.

1. *Georges Cuvier*, naturaliste, 63 ans. Poids de l'encéphale : 1830 gr. 05. — Deux des savants qui assistèrent à l'autopsie de Cuvier, Pierre Bérard et Emmanuel Rousseau, nous ont laissé l'un et l'autre des renseignements, malheureusement fort incomplets, sur le cerveau du grand naturaliste. Dans ces notes conçues en termes vagues et généraux, et qui ne donnent de la constitution cérébrale qu'un aperçu tout à fait insuffisant, il n'est pas question de la morphologie particulière des circonvolutions, inconnue d'ailleurs à cette époque. Il est à jamais regrettable qu'aucun moule ou dessin bien faits n'aient été pris de ce cerveau célèbre, qui, après avoir si vivement excité la curiosité des anatomistes d'il y a cinquante ans, serait pour ceux d'aujourd'hui, explorateurs plus sagaces de la géographie du globe cérébral, un objet du plus haut intérêt. Le peu que nous en savons ne fait que plus vivement regretter ce qu'il nous eût importé d'en connaître.

Il n'est pas toutefois interdit de penser que ce cerveau si riche et d'un dessin si complexe dans toutes ses parties, mais surtout dans ses régions antérieures, devait être également bien partagé sous le rapport des organes qui servent à la parole. « Aucune des personnes qui assistaient à l'ouverture du corps, dit P. Bérard, n'avait mémoire d'avoir vu un cerveau aussi plissé, des circonvolutions aussi nombreuses et aussi pressées, des anfractuosités si profondes. C'était surtout à la partie antérieure et supérieure des lobes cérébraux que cette conformation avait acquis le plus heureux développement. » « Les membranes enlevées, écrit de son côté Emm. Rousseau, on découvrait une masse cérébrale très développée, présentant des circonvolutions multipliées et à anfractuosités très prononcées. Une grande partie de ces circonvolutions étaient surmontées au milieu d'une exubérance mamelonnée qui en faisait partie intégrante. » Bien des années après, Gratiolet eut le désir de se renseigner auprès de Rousseau sur cette singulière disposition des plis cérébraux, et, voulant s'en faire une idée plus exacte, il la reproduisit par le modelage sous les yeux mêmes de l'ancien collaborateur de Cuvier. Il nous apprend que « les crêtes des circonvolutions étaient parcourues à leur sommet par un bourrelet de la grosseur d'une plume à écrire (1). »

Que, dans ces conditions d'ampleur du manteau tout entier, les circonvolutions de Broca aient dû être, elles aussi, d'un développement remarquable, c'est ce dont il semble difficile de douter. La puissance connue de la fonction atteste ici celle de l'organe. Cuvier, en effet, a dit de lui un de ses biographes, Isid. Bourdon, « était par-dessus tout orateur.... Sans posséder cette éloquence du cœur qui émeut la multitude et qui l'entraîne, il obtint de grands succès en public. Toujours lente et solennelle, sa parole était continue, attachante et accentuée... Personne mieux que Cuvier ne sut tirer parti d'une longue période, en cadencer les repos, en nuancer les transitions et en graduer la marche, ni en lier entre eux tous les membres de manière à leur donner plus de puissance et plus de retentissement... L'extrême facilité de ses discours fut appréciée dans maintes occasions, mais surtout dans les discussions politiques des deux Chambres, dans ses allocutions au sein de l'Université ou du Conseil d'État, et dans ses harangues à l'Académie (2). »

(1) *Bull. Soc. d'anthrop.*, 1863, p. 198.
(2) *Dictionn. de la conversation*, 1re édit., t. XVIII, 1835, p. 490.

2. *Gall*, médecin et anatomiste.—Le cerveau de l'inventeur de la phrénologie, du savant éminent dont un système malheureux sur les localisations dans l'encéphale a trop fait oublier le réel mérite (1), nous a paru, autant qu'on en peut juger d'après un moule mal réussi, assez simple, sauf dans la région frontale où il semble toutefois peu régulier et très anastomosé.

A gauche, la région de la circonvolution de Broca est mal fouillée sur le moule. Le pied et le cap sont peu visibles, mais on distingue trois branches antérieures de Sylvius.

A droite, le pied est très complexe : il naît du tiers inférieur de la frontale ascendante, dont le sépare un sillon qui est une bifurcation inférieure du prérolandique; il s'infléchit ensuite au-dessous de l'extrémité inférieure de ce dernier. Un double cap et trois branches sylviennes antérieures.

On remarquera la symétrie des deux côtés, quoique F^3 soit de part et d'autre notablement développée.

3. *Louis Asseline*, publiciste, 49 ans. Poids de l'encéphale : 1468 gr. — Sur le cerveau (conservé au laboratoire d'anthropologie) de l'homme éminent, du vaillant et redouté polémiste qui fut parmi nous, vers la fin de l'empire, le protagoniste du matérialisme renaissant (2), l'écorce cérébrale est en général assez plissée (3), à plis assez fins, si ce n'est toutefois pour la première frontale qui est évidemment massive et peu subdivisée : c'est à cette seule circonvolution (des deux côtés) que peut se rapporter l'impression éprouvée par Broca en mettant le cerveau à nu lors de l'autopsie, et qu'il a exprimée en ces termes : « Ce n'est pas un cerveau fin ; les circonvolutions sont épaisses, presque grossières. »

A droite (fig. 5), F^3 naît en apparence de la partie inférieure de la deuxième frontale, à laquelle elle est reliée par un pli d'anastomose assez large et superficiel ; mais, si on regarde au fond de la partie inférieure du sillon prérolandique, on aperçoit un pli anastomotique contourné sur lui-même, qui va joindre la troisième frontale au pied de la frontale ascendante. Cap cunéiforme. — Le second sillon frontal est très difficile à reconnaître au milieu

(1) Cf. G. Pouchet. La physiologie du système nerveux jusqu'au XIXe siècle (*Rev. Scientif.*, 1er mai 1875, p. 1029).
(2) Voy. André Lefèvre. La Renaissance du Matérialisme.
(3) Cf. *Bull. Soc. d'anthrop.*, 1883, p. 260.

des méandres de la deuxième frontale. Il est interrompu par un gros pli anastomotique F^3-F^2, pli qui en rend méconnaissable l'origine au sillon prérolandique.

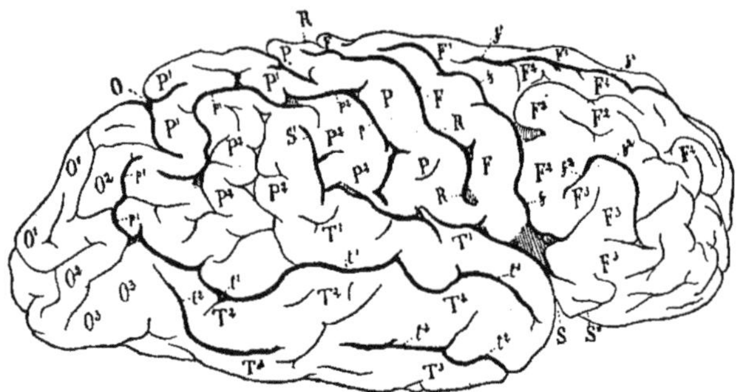

Fig. 5. — Hémisphère droit de L. Asseline.

A gauche (fig. 6), F^3 naît par une longue racine, très profondément située, du pied de la frontale ascendante. Elle s'anastomose avec F^2 en avant et en arrière de f^2 : la seconde de ces anastomoses, située en avant du sillon prérolandique, naît de la branche postérieure du cap. — Le second sillon frontal, plus net et plus facile à suivre qu'à droite, se compose de trois parties très flexueuses.

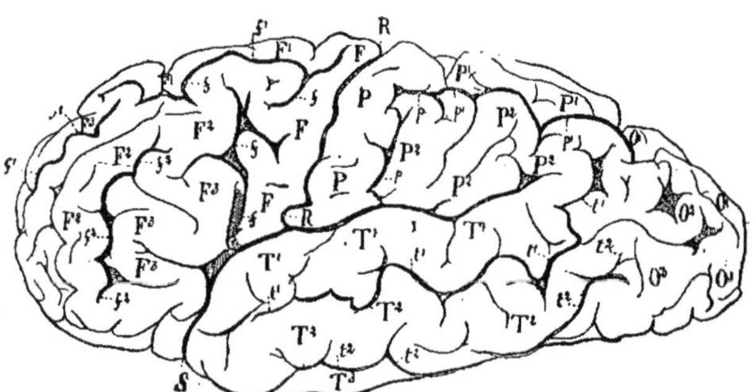

Fig. 6. — Hémisphère gauche de L. Asseline.

En somme, la circonvolution de Broca est d'un développement moyen, à droite comme à gauche. Il est très remarquable qu'avec ce médiocre développement du centre phonomoteur, Asseline ait été extrêmement bien doué sous le rapport de la parole: c'est presque là un cas unique. Asseline, dit M. le docteur Thulié dans un rapport, véritable modèle du genre (1), « était d'une intelligence on ne peut plus distinguée que caractérisait une finesse exquise, poussée jusqu'à la subtilité... Son impressionnabilité était des plus grandes, il percevait rapidement, et les choses les plus délicates. Sa faculté d'assimilation était considérable... Asseline était toujours prêt, il écrivait et parlait avec une facilité extrême et une éloquence rare. » Notre ami André Lefèvre, dans la magistrale notice placée en tête de l'édition des chefs-d'œuvre de Diderot (2), et où il a retracé le portrait d'Asseline, confirme ce dernier trait de la physionomie morale de son modèle. « Ses convictions fortes, écrit-il, étaient servies par un esprit délié, par un langage précis, à la fois tranchant et piquant. »

Comment expliquer cette contradiction entre le fait anatomique et le résultat dynamique? Sans doute par quelque circonstance ignorée de structure intime, ayant permis un fonctionnement plus actif que dans la généralité des cas, sous une moindre étendue en surface.

4. *J. Assézat*, publiciste, 45 ans. Poids de l'encéphale : 1403 gr. — On trouvera sur Assézat, dans la « Revue d'Anthropologie » de 1876 (p. 744), une notice biographique due à la plume de Paul Broca.

Ce qui frappe tout d'abord, à l'examen du cerveau (3), c'est son plissement assez compliqué : les circonvolutions, quoique larges, sont cependant très flexueuses, surtout dans la région frontale. La complication de ces lobes résulte en partie d'anastomoses que l'on voit, en plusieurs points, couper les sillons frontaux et établir des passages entre les étages qu'ils séparent. Cette disposition tend à rendre moins nettes les limites des circonvolutions. C'est surtout entre la deuxième et la troisième frontale que s'observent ces communications, qui entraînent, des deux côtés, une fusion très étendue de la circonvolution de Broca avec la seconde circonvolution frontale.

Se rencontrant chez un homme d'une intelligence remarquable, le fait mérite d'être relevé. On pourrait au premier abord le con-

(1) *Bull. Soc. d'anthrop.*, 1878, p. 161.
(2) Nouvelle collection Jannet-Picard, préface du IIe volume.
(3) *Bull. Soc. d'anthrop.*, 1883, p. 328.

sidérer comme un signe d'infériorité, en se fondant sur ce qu'on l'observe fréquemment dans les races inférieures, et, dans nos races, chez les imbéciles et les idiots. Mais un même caractère affectera, suivant les cas, une signification très différente. Par exemple, la situation profonde d'un pli de passage, comme l'a très bien remarqué Broca (1), peut résulter de deux causes tout opposées : ou bien de sa petitesse absolue, qui est une défectuosité ; ou bien de sa petitesse relative, provenant de ce que, son volume étant ordinaire, celui des circonvolutions adjacentes est plus qu'ordinaire. La même distinction doit être introduite lorsque les plis de communication sont superficiels. Ou ils sont alors de volume ordinaire, et leur situation apparente est due à la gracilité des plis principaux qu'ils réunissent, ce qui est évidemment l'indice morphologique d'une certaine irrégularité dans le développement cérébral ; ou ils se montrent à la surface parce qu'avec des circonvolutions principales elles-mêmes très puissantes, ils sont, non seulement relativement, mais absolument volumineux. Leur volume, dans ce cas, indique qu'ils participent à l'accroissement général de l'organe : ce n'est plus une déchéance, c'est plutôt un perfectionnement. Assézat se rattache au second type ; le premier est celui des nègres.

5. *Auguste Coudereau*, médecin et anthropologiste, 50 ans. Poids de l'encéphale : 1378 gr. — On doit à Coudereau, outre des travaux scientifiques de valeur, d'ingénieuses études sur la physiologie linguistique, l'évolution de la morale, l'origine des sentiments affectifs, l'intelligence et l'instinct, la religiosité, etc. (2). Coudereau apportait dans les discussions auxquelles il prenait part, soit au sein de la Société d'Anthropologie, soit dans les réunions politiques, une parole énergique et véhémente, exercée et facile.

L'examen du cerveau (3) a fourni les résultats suivants, en ce qui concerne les parties affectées à la mémoire motrice verbale.

A droite (fig. 7), F^3 naît par deux racines : l'une supérieure,

(1) *Ibid.*, 1880, p. 239.

(2) Voir le discours prononcé à ses obsèques par A. Lefèvre (*La Justice*, numéro du 22 juillet 1882), et, lors de la translation dans la sépulture définitive, par notre ami le docteur Laborde (*La Tribune Médicale*, 1884, n° 851).

(3) *Bull. Soc. d'anthrop.*, 1883, p. 377.

flexueuse, qui vient du cinquième inférieur de la frontale ascendante ; l'autre inférieure, longue, qui naît tout à fait du pied de cette dernière. La première racine est cachée au fond du sillon prérolandique ; la seconde, au fond de la scissure de Sylvius. Quant à

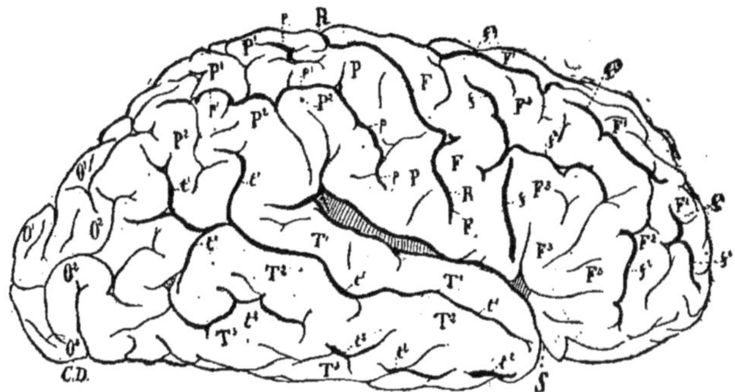

Fig. 7. — Hémisphère droit de Coudereau.

la circonvolution elle-même, une incisure nette et longue, oblique en haut et en avant, la subdivise en deux parties : l'une, postérieure, tout à fait indépendante de la deuxième frontale ; l'autre, antérieure, reliée à celle-ci par deux plis d'anastomose. Les deux

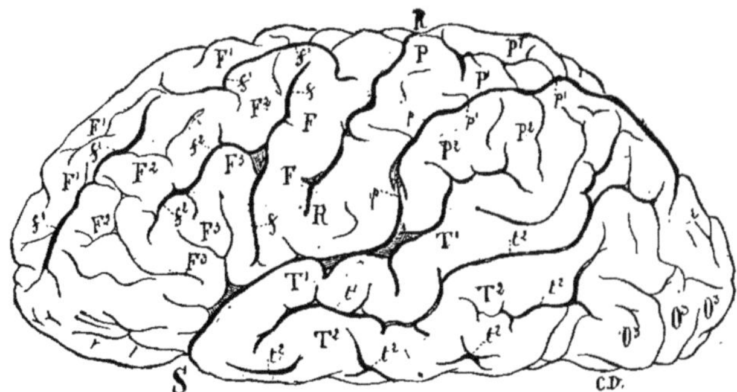

Fig. 8. — Hémisphère gauche de Coudereau.

branches sylviennes antérieures, de même longueur, circonscrivent un cap très large, triangulaire, à sommet très arrondi. — Le sillon f^2 se compose de deux parties, séparées par un pli d'anastomose que fournit la branche antérieure du cap.

A gauche (fig. 8), la racine supérieure de F^3 est tout à fait profonde ; l'inférieure est plus volumineuse qu'à droite et plus apparente dans la scissure de Sylvius. Celle-ci fournit une triple branche antérieure, dont la plus reculée fait décrire au pied de la circonvolution, qui est ainsi beaucoup plus développé que de l'autre côté, un méandre presque complet. Par suite du rapprochement de cette branche et de l'ascendante à leur extrémité inférieure, il semble y avoir un double cap ; mais le postérieur, plus petit et situé plus haut, se rattache au pied. La circonvolution est, dans son ensemble, moins large mais plus ondulée qu'à droite ; deux plis anastomotiques la relient en avant à la deuxième frontale, et arrêtent très rapidement f^3 en avant.

6. *Ad. Bertillon*, médecin et démographe, ancien président de la Société d'Anthropologie, 62 ans. Poids de l'encéphale : 1398 gr. — Les magnifiques travaux du créateur de la démographie sont trop connus de tous pour que nous ayons à les rappeler ici (1). Avec des facultés de premier ordre, faites surtout de logique et de force ; avec la puissance du raisonnement, la sûreté de la méthode, l'ingéniosité et la profondeur des vues, la science et la patience de l'investigateur consommé, M. Bertillon n'était que très médiocrement doué du côté de la parole. Il n'avait aucune des qualités de l'orateur. Professeur, il n'était rien moins que brillant, quant à la facilité de l'élocution. Il intéressait par ce qu'il disait, non par la manière dont il le disait. « Un trait tout à fait caractéristique d'A. Bertillon, a dit de lui Ch. Letourneau (2), c'était une grande difficulté à exprimer sa pensée. Cette difficulté d'expression était si grande, qu'on la peut presque appeler aphasique. Ses auditeurs en éprouvaient un sentiment pénible, quand Bertillon parlait en public. Et pourtant au fond, tout au fond de sa mentalité, Bertillon était un orateur ; il avait le goût très accusé du langage imagé, métaphorique, poétique. Parfois même, dans certains de ses écrits, il s'est laissé aller trop complaisamment à cette tendance. En résumé, il y avait dans A. Bertillon un orateur *psychique*, trahi constamment par ses moyens d'expression. »

Il est bien digne de remarque que le dispositif morphologique

(1) Cf. La Vie et les OEuvres du docteur L.-A. Bertillon, Paris, G. Masson, 1883.

(2) *Bull. Soc. d'anthrop.*, 1887, p. 590.

de la région phonomotrice répond sur le cerveau de Bertillon, cerveau d'ailleurs remarquable par le grand développement dans tous les sens de ses lobes antérieurs (1), aux imperfections fonctionnelles constatées pendant la vie. Il y a là une vérification matérielle dont le caractère et la portée n'échapperont à personne.

Sur ce cerveau, les circonvolutions, larges et peu flexueuses, décrivent des sinuosités à grande courbure; mais des incisures et des sillons isolés, en général très tortueux et ramifiés, les montrent très plissées en largeur. Les frontales présentent des plis de dédoublement, mais des anastomoses peu nombreuses. En somme, les lobes antérieurs sont riches, avec des circonvolutions bien délimitées, quoique d'un dessin peu élégant.

A droite (fig. 9), la circonvolution de Broca, considérée dans son

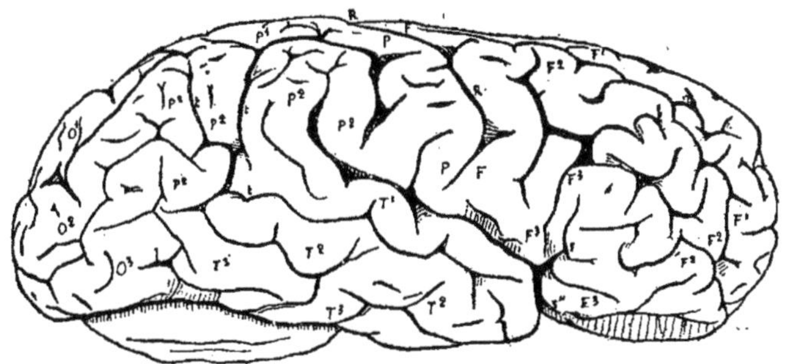

Fig. 9. — Hémisphère droit de Bertillon (Chudzinski et Manouvrier).

ensemble, est en elle-même moyennement développée, mais elle se trouve très élargie par les anastomoses qu'elle donne à F^2. Le pied, lobulaire, épais, allongé de haut en bas (3 centim.), figure un rectangle à angles arrondis. Il est relié au pied de la frontale ascendante par un pli court, oblique en bas et en avant. Ce pied est parcouru de haut en bas par une longue incisure verticale, venue de f^2, et qui le décompose en deux portions : l'une, superficielle et saillante, comprenant ses deux tiers postérieurs; l'autre, déprimée et peu apparente, par laquelle il se rattache au cap.—Celui-ci, très irrégulier, est très étroit à son sommet où les branches sylviennes ascendante et antérieure se touchent presque; il porte à sa surface une incisure isolée en ≺ qui le coupe transversalement;

(1) Cf. Chudzinski et Manouvrier. Etude sur le cerveau de Bertillon (*Ibid.*, p. 558).

à son bord postéro-supérieur et près du sommet, il est pénétré par un rameau de 7 mill. 5, fourni par la branche ascendante de Sylvius et qui donne à cette dernière la forme d'un Y (1). Trois anastomoses larges et flexueuses relient ce cap à F^2. La circonvolution se réfléchit ensuite derrière la branche externe de l'incisure en H (2), en décrivant un méandre à convexité postérieure; à ce méandre en succède un second, à concavité postérieure, décrit par la portion orbitaire autour d'une incisure de 4 mill. 5, qui se jette en arrière dans la vallée de Sylvius.

A gauche (voy. pl. III, fig. 3), le pied et le cap sont d'un développement très inférieur à celui qu'ils atteignent à droite. On rapprochera ce fait d'un renseignement des plus importants dans l'espèce : Bertillon était primitivement gaucher, et ce n'est que par l'exercice que, très adroit de ses mains, il était devenu ambidextre. Il est donc permis de penser que, pour le langage, il se servait uniquement ou principalement de son hémisphère droit.

Quoi qu'il en soit, du côté gauche, le pied très étroit bien qu'allongé se fusionne intimement, de manière à n'en pouvoir être distingué, avec la branche postérieure du cap. La séparation des deux régions est à peine indiquée, sur la marge supérieure de la scissure de Sylvius, par une très courte encoche qui représente la branche ascendante de cette scissure. Le pied tire son origine de la frontale ascendante par deux racines : l'une supérieure, profonde, répondant à l'union du tiers moyen et du tiers inférieur de ce dernier pli ; l'autre inférieure, plus visible, et qui émane de son extrémité inférieure.

Le cap, remarquablement exigu, se trouve resserré entre l'encoche dont nous venons de parler et la branche sylvienne antérieure, qui est ici très longue (16 millimètres) et située à un niveau plus reculé qu'à droite. Entre ses deux branches, et presque jusqu'à son sommet, descend une longue incisure que fournit le sillon f^2.

Au-dessus de la branche sylvienne antérieure, F^3 décrit une grande et large courbure à concavité postéro-inférieure. Le bord

(1) Sur la figure ci-dessus, ce rameau paraît communiquer avec la scissure de Sylvius et constituer une troisième branche antérieure ; ce n'est là qu'une apparence.

(2) La branche horizontale de Sylvius tient ici la place du sillon orbitaire externe manquant.

concave de ce méandre est entamé par l'extrémité supérieure de la branche susnommée et par une incisure qui paraît au premier abord communiquer avec elle. Cette branche semble ainsi bifurquée en Y à son sommet, mais l'incisure en est en fait indépendante.

Au niveau de la réunion de l'étage métopique et de l'orbitaire, F^3 est transversalement coupée par une incisure à quatre branches qui occupe la place du sillon orbitaire externe. La circonvolution se réfléchit ensuite à angle aigu autour de l'extrémité postéro-externe de l'incisure en H pour aborder le lobule orbitaire, sur lequel elle figure un gros lobule cunéiforme à sommet antérieur. De l'origine de cette portion orbitaire partent deux anastomoses divergentes fournies par un pied commun : l'une va, en décrivant une courbe concentrique à celle de la portion moyenne de F^3, dont la sépare le sillon f^2, se continuer avec $F^{2''}$; l'autre se rend à la partie antérieure du lobule orbitaire.

f^2, très long, se divise, après un trajet de 28 millimètres, en donnant une branche inférieure qui circonscrit la circonvolution de Broca jusqu'à l'origine de la portion orbitaire, et une branche supérieure qui coupe toute la largeur de F^2 pour aller se jeter dans le sillon f^1.

En somme, si les méandres décrits par la circonvolution de Broca sont plus étroits sur l'hémisphère gauche, ils y sont très développés en hauteur; la circonvolution dans son ensemble est d'une grande ampleur superficielle.

A droite comme à gauche, on retrouve les traces très évidentes de la dualité de F^2.

7. *Léon Gambetta*, orateur et homme politique, 44 ans. Poids encéphalique probable (1): 1246 grammes. — Pour l'étendue du contraste, on ne saurait mieux faire que d'opposer au cerveau précédent celui du grand orateur républicain. Quelque jugement que l'histoire doive un jour porter sur le rôle politique joué par Gambetta; de quelque ordre qu'aient été les qualités intellectuelles qui l'avaient élevé, jeune encore, au premier rang d'un grand parti dont il fut, à un moment, le chef incontesté; qu'il y ait eu chez lui plus d'éclat que de fonds réel, plus de facilité naturelle dans le maniement de la parole que de hauteur et d'originalité dans la

(1) Cf. *Bull. Soc. d'anthrop.*, 1886, p. 399.

pensée, surtout de la mémoire et une admirable souplesse d'assimilation, — ce que nous n'avons pas à débattre, — un fait du moins est hors de doute : Gambetta a été, de l'aveu de tous, amis et adversaires, l'homme le plus éloquent de son temps. Toutes les facultés qui font l'orateur, il les réunissait au suprême degré, les devant moins à l'étude qu'à des dispositions natives. Orateur, il l'était naturellement comme d'autres sont artistes ; et, pour tout dire, l'éloquence était la forme même, le mode spécial et caractéristique de son esprit. Un appréciateur compétent, l'un des disciples de Gambetta et l'éditeur de ses discours, M. J. Reinach, a exprimé en termes heureux ce jugement unanime : « Il possédait, dit-il, toutes les puissances, habile à s'adresser tour à tour à la raison et à la passion, tour à tour familier et véhément, emporté et railleur, plein d'arguments saisissants et de traits superbes, pressant et dominateur, le plus ardent et le plus logique, toujours éclatant de verve et d'enthousiasme ; aucun genre d'éloquence ne lui était étranger, et il était égal, dans chacun, aux plus illustres (1). »

Si le centre de Broca doit avoir quelque part une puissance d'action considérable, en même temps qu'un haut degré d'indépendance fonctionnelle à l'égard des autres centres cérébraux affectés au langage, c'est assurément chez ces orateurs-nés, un Mirabeau, un Gambetta. N'est-ce pas chez eux surtout que la parole, évoquant coup sur coup, par un enchaînement irrésistible et rapide, les images motrices orales, fait surgir la parole, que le mot entraîne le mot, que le discours se suit et se presse, sans que la pensée ait à surveiller l'expression, qui jaillit avec elle et parfois avant elle comme sous l'effet d'une impulsion mécanique ? Il est bien certain que l'automatisme de la parole est poussé là aussi loin que possible, et que, dans ces conditions, la circonvolution de Broca devient un centre véritablement autonome, indépendant des centres sensoriels qui l'actionnent ordinairement, le siège de phénomènes réflexes ayant pour éléments eisodiques les sensations musculaires, les images de mouvements enregistrées et emmagasinées par la mémoire motrice des mots, pour éléments exodiques les mouvements coordonnés d'articulation que cette mémoire provoque. Cette circonvolution joue alors à la façon

(1) Discours et plaidoyers choisis de Léon Gambetta. *Notice biographique*, p. LXXIV.

d'un couple sensitivo-moteur se suffisant à soi-même et pouvant s'affranchir absolument, au moins chez certains orateurs, des connexions primitivement contractées avec les centres de l'audition et de la vision verbales.

Sans doute des hommes ainsi doués apportent en naissant, avec les facultés qui les distinguent, une constitution spéciale de la région dont il s'agit, constitution où tout est d'avance disposé pour un fonctionnement énergique et suivi. Si l'on recherchait l'hérédité dans l'ascendance des grands orateurs, on arriverait toujours à l'y découvrir. Le grand-père de Mirabeau, le marquis Jean-Antoine, se faisait remarquer, au rapport de Vauvenargues, par « une éloquence mâle (1). » Personne n'ignore que le père de Berryer fut lui-même un des maîtres du barreau, et le nom des deux Pitt vient ici naturellement sous la plume (2). Or, l'hérédité n'est qu'un mot, une notion vide de sens, si on ne la conçoit comme la transmission d'un substrat matériel, de quelque nature que soit d'ailleurs le caractère transmis, chimique ou anatomique, apparent ou caché, tenant à la structure ou tenant à la forme. Pour rester dans notre sujet, on est amené à penser, étant donné les connaissances actuelles sur la constitution du cerveau, que les facultés oratoires innées doivent être surtout liées au grand nombre des cellules ou condensateurs nerveux accumulés dans cette partie de la circonvolution de Broca où nous savons qu'est l'organe de la mémoire motrice des mots. Le nombre de ces cellules productrices de l'action psychique spéciale, est sans doute en rapport avec l'épaisseur de la couche de substance grise corticale, mais cette épaisseur est peu variable, semble-t-il, chez les individus de même espèce. Il reste donc, pour augmenter la masse de substance active, c'est-à-dire la puissance de la fonction, un seul facteur : l'extension en surface de l'écorce. Nous en concluons que la circonvolution de Broca sera d'autant plus plissée qu'elle aura possédé un pouvoir d'action plus considérable.

Le cerveau de Gambetta fournissait l'occasion ou jamais de donner de cette induction une démonstration expérimentale à posteriori. Et quelle démonstration que celle qui, mettant à profit un

(1) Voy. L. de Loménie. Les Mirabeau, t. I, p. 104. — Cf. Th. Ribot. L'hérédité psychologique.

(2) Lire, dans les Œuvres diverses de lord Macaulay (traduction d'Amédée Pichot), la remarquable étude sur William Pitt.

cas peut-être unique, se trouvait en mesure d'en faire la pierre de touche de toute la doctrine des localisations! La localisation de Broca surtout n'était-elle pas au plus haut point intéressée à ce que l'on procédât à un examen minutieux de l'organe correspondant, chez un homme qui avait été le type achevé du moteur verbal, de l'orateur d'instinct? C'est donc un signalé service qu'ont rendu à la science MM. les docteurs Laborde et Fieuzal, — nous nous plaisons à les nommer ici, — en insistant auprès de la famille, avec l'autorité que leur conférait dans la circonstance leur qualité d'amis personnels de Gambetta, pour qu'on ne laissât pas sans le recueillir et sans l'étudier un cerveau si précieux. La suite leur a donné raison; et toutes les prévisions que l'on était en droit de concevoir touchant les rapports de corrélation nécessaire entre la fonction et son instrument, se sont trouvées à l'examen amplement justifiées.

Déjà la simple inspection du moulage intracrânien de Gambetta permet de constater sur l'hémisphère gauche (1) un fait très remarquable, et qui révèle à première vue le développement atteint de ce côté du cerveau par le centre moteur verbal. On remarque, en effet, en comparant entre eux les deux lobes frontaux, une asymétrie très notable de leur partie postérieure, inférieure et externe, dans le point correspondant au coude de l'anfractuosité sylvienne, c'est-à-dire au siège même du centre de Broca. A ce niveau, le bord surcilier de l'hémisphère présente à gauche une saillie très marquée, arrondie, parfaitement circonscrite, qui n'existe pas du côté opposé. Cette saillie est très visible sur le dessin ci-après (fig. 10, en *o*), sans que l'on ait eu recours pour cela à aucun artifice, le contour encéphalique ayant été dessiné par projection au moyen du stéréographe de Broca (2). Il est plus que probable que la saillie en question résulte du grand développement en épaisseur de la circonvolution de Broca.

Le cerveau lui-même, doublement remarquable par sa régularité quasi-schématique (du moins sur les lobes frontaux, car les

(1) Rappelons que Gambetta était droitier de la main, et conséquemment gaucher du cerveau.

(2) Cette figure, dont les auteurs ont gracieusement mis le cliché à notre disposition, est empruntée à l'excellent travail de MM. Chudzinski et Manouvrier sur le cerveau de Bertillon. Le contour en trait plein se rapporte à ce dernier cerveau; le contour pointillé, à celui de Gambetta.

autres lobes présentent plus d'une irrégularité), associée à une plicature extrêmement riche résultant du dédoublement des circonvolutions, subdivisées suivant leur largeur et creusées par un grand nombre de sillons et d'incisures isolés (1), nous fournit,

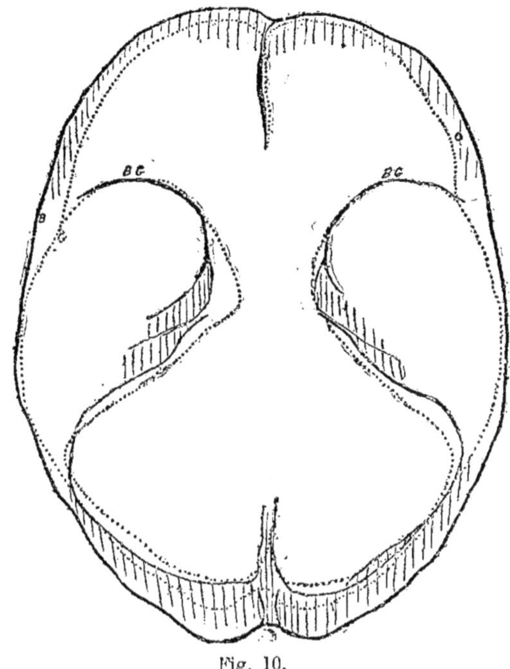

Fig. 10.

comme l'a dit M. Mathias Duval, « un type de développement extrême de la troisième frontale (2) », surtout du côté gauche.

Hémisphère droit (voy. pl. IV, fig. 2). — La scissure de Sylvius envoie dans l'épaisseur du lobe frontal une branche antérieure relativement longue, circonscrivant avec la branche ascendante de Broca un cap cunéiforme.

F^3 naît du pied de la frontale ascendante par un pli radiculaire assez large, mais enfoncé dans le sillon prérolandique. Elle décrit

(1) Par exemple, la première frontale, fait extrêmement rare, est dédoublée à droite dans toute l'étendue de son étage métopique par un sillon presque ininterrompu.

(2) Chudzinski et Mathias Duval, Description morphologique du cerveau de Gambetta (*Bull. Soc. d'anthrop.*, 1886, p. 129).

ensuite sur la convexité du lobe trois inflexions très marquées et bien séparées de celles que forme la deuxième frontale. De ces trois inflexions, la première se rattache au pied de la circonvolution, qui, assez large en bas, est très rétréci vers le haut, et tout à fait grêle au moment où il se réfléchit pour se continuer avec le cap, au-dessus de la branche sylvienne ascendante.

Le cap, nettement délimité par les deux branches antérieures de la scissure de Sylvius, est divisé en deux parties à peu près égales, de manière à dessiner un V régulier dont la branche postérieure s'anastomose avec la deuxième frontale. A la branche antérieure du cap succède la portion orbitaire, qui limite d'abord en avant, sur la convexité, la branche antérieure de Sylvius, puis s'infléchit derrière l'extrémité postérieure du sillon en H, très irrégulièrement conformé, pour passer sur le lobule orbitaire. Elle forme, au niveau de cette inflexion, une manière d'opercule qui touche le sommet du cap, et s'avance jusqu'au lobe temporal. De l'opercule en question part une large anastomose portant à sa surface une incisure isolée: elle se rend à F^2 en arrêtant en avant le sillon f^2, et répond à la partie externe du bord surcilier. Après avoir fourni cette anastomose, F^3, flexueuse et assez étroite, longe la vallée de Sylvius.

Le sillon f^2, très long et flexueux, envoie des deux côtés, dans les circonvolutions limitrophes, des incisures continues, parmi lesquelles on remarque celle qui pénètre entre les deux branches du cap. Il est à peine interrompu à sa partie moyenne par un pli anastomotique légèrement enfoncé.

Hémisphère gauche (voy. pl. IV, fig. 1). — La branche antérieure de Sylvius est triple de ce côté, et F^3 décrit par suite sur la convexité, non plus deux, mais trois méandres. La circonvolution naît un peu en profondeur, au confluent du sillon prérolandique et de la scissure de Sylvius, par une racine qui s'enfonce dans le pied de la frontale ascendante. Cette racine longe d'abord, sur une étendue de 12 millimètres, la scissure de Sylvius, parallèlement au bord supérieur de la première temporale ; puis la circonvolution se réfléchit brusquement à angle droit pour se porter en haut, parallèlement au tiers inférieur de la frontale ascendante. Dans cette portion initiale de son trajet, la circonvolution de Broca est formée d'un pli étroit et allongé, que limite en avant la plus reculée des trois branches antérieures de Sylvius. C'est cette seule portion que MM. Mathias Duval et Chudzinski considèrent comme représentant le pied de la circonvolution. A partir de sa racine, celle-ci, d'après ces deux savants anatomistes, « se replie en méandres dont l'ensemble figure un double V (W), c'est-à-dire que, vu la présence de trois branches antérieures de la scissure de Sylvius, il y a en réalité deux caps, séparés l'un de l'autre par l'incisure nette et profonde qui occupe la place intermédiaire entre la branche horizontale et la branche ascendante de la scissure de Sylvius. De ces deux caps, le postérieur est plus petit, conique et marqué d'une incisure venue du sillon frontal et déterminant le dessin de la moitié postérieure du W (1) ». La branche antérieure de Sylvius, disent ailleurs MM. Duval et Chudzinski, forme « avec la branche ascendante un très large cap, subdivisé en deux processus cunéiformes, dont l'antérieur, plus grand, est nettement séparé du postérieur, et par une branche accessoire de la scissure, et par une incisure superficielle (2). »

Nous ne saurions souscrire à la manière de voir exprimée par nos distingués collègues, et dont la conséquence serait de faire admettre, contre toute vraisemblance, que le pied, qui est la partie véritablement fonctionnelle de la circonvolution au point de vue de la phonocinèse, était chez Gambetta moins développé sur l'hémisphère gauche que sur le droit. Il l'est, au contraire, beaucoup plus, comme il fallait s'y attendre; et un examen comparatif bien des fois répété n'a fait que nous confirmer, à cet égard, dans l'appréciation que nous n'avions cru devoir émettre que sous forme dubitative, lors de la communication de MM. Duval et Chudzinski à la Société d'Anthropologie (3). Pour nous, en effet, il faut rattacher au pied de F^3 tout le segment que MM. Duval et Chudzinski nomment le cap postérieur, et loin que ce soit le cap qui se soit élargi aux dépens du pied, c'est au contraire le pied qui, dédoublé et très amplifié, a refoulé le cap en avant. Il résulte aussi de là que, pour nous, des trois branches sylviennes, c'est la moyenne, et non la postérieure, qui représente la branche ascendante. La postérieure, quoique plus longue que la moyenne (ce qui est en rapport avec le développement en hauteur du pied, dont elle dépend), est une branche accessoire surnuméraire.

(1) *Loc. cit.*, p. 138.
(2) *Ibid.*, p. 130.
(3) *Ibid.*, p. 152.

Il n'y a pas là, comme on pourrait le croire, une simple question de rattachement facultatif d'une région à celle qui la précède ou à celle qui la suit, question pouvant être indifféremment tranchée dans un sens ou dans l'autre. Notre opinion n'a pas seulement pour elle des présomptions ; nous croyons que les faits eux-mêmes l'imposent. Sur tous les cerveaux, en effet, le cap se reconnaît à deux caractères : 1° il reçoit en son milieu une incisure qui sépare ses deux branches, et qui émane du second sillon frontal. (Il est facile de se rendre compte de l'origine et de l'existence constante de cette incisure, si l'on se rappelle le mode de formation du cap par invagination, au cours de la vie fœtale) ; 2° de chacune de ses branches part une anastomose, superficielle ou profonde, qui se rend à F^2.

Cela posé, on reconnaîtra que des deux caps admis par MM. Duval et Chudzinski, l'antérieur seul présente ces deux caractères : c'est donc lui le cap véritable, le cap de Broca, et, s'il en est ainsi, la branche qui limite ce cap en arrière est la branche ascendante (ici de dimension réduite, parce que le cap est lui-même diminué). Donc, tout ce qui est en arrière de cette branche ascendante appartient au pied de la circonvolution, et celui-ci, très étendu d'avant en arrière, apparaît dédoublé.

Ce pied décrit en effet, à lui seul, tout un méandre entourant la branche sylvienne accessoire (postérieure), au-dessus de laquelle il s'infléchit pour revenir à la scissure de Sylvius. Le segment antérieur du méandre envoie en haut à la deuxième frontale un pli anastomotique qui se porte obliquement en haut et en avant, pli superficiel à son origine, mais bientôt caché dans le second sillon frontal. Une incisure venue de f^2 limite en avant cette anastomose, qui est celle que, sur un grand nombre de cerveaux, le pied donne à F^2.

Revenu à la scissure de Sylvius, le pied se termine en se continuant, par-dessus la branche ascendante de Sylvius et par une mince languette, avec la branche postérieure du cap. On voit, en somme, que le pied est, du côté gauche, beaucoup plus étendu dans le sens antéro-postérieur qu'il ne l'est du côté droit. A gauche, il mesure dans ce sens (longueur en projection) 17 millimètres haut et bas ; à droite, 15 millimètres en bas, où il absorbe manifestement une partie du pied de la frontale ascendante, et 7 millimètres seulement en haut. Si l'on représente par 1 cette dimension à la partie moyenne du pied, à droite, elle le sera à gauche et au même niveau par 2, 5. La hauteur (largeur) du pied est presque la même de part et d'autre : 22 millimètres à droite, 21 millimètres à gauche.

Le cap, petit, est comme étouffé entre la portion orbitaire de F^3 et le pied agrandi. En s'étendant d'arrière en avant, celui-ci l'a refoulé en bas et en avant : de là le raccourcissement de la branche sylvienne ascendante, l'inclinaison en arrière du sommet arrondi du cap et l'horizontalité de la branche sylvienne antérieure, plus couchée qu'à droite. — Le cap est parcouru en son milieu par un long sillon oblique qui sépare l'une de l'autre ses deux branches. Contrairement à ce qui se voit d'ordinaire, ce sillon ne se termine pas en haut dans le sillon f^2, mais, dépassant l'extrémité antérieure de ce dernier, immédiatement en avant de laquelle il est situé, il coupe toute la largeur de la seconde frontale pour aller se jeter dans le sillon f^1. Deux plis anastomotiques transversaux, émanant de la base du cap, le bordent en avant et en arrière : le postérieur, venu de la branche correspondante du cap, se jette presque aussitôt dans F^2 en passant devant l'extrémité antérieure du second sillon frontal ; l'antérieur, beaucoup plus long et fourni par la branche antérieure du cap, s'étend presque aussi loin que le sillon qu'il limite : il se termine dans F^2, au voisinage du premier sillon frontal.

Du fait de ce long sillon, les deux circonvolutions inférieures du lobe frontal se trouvent entièrement coupées en deux segments, répondant l'un à leur partie postéro-supérieure, l'autre à l'étage orbitaire plus la partie antéro-inférieure de l'étage métopique. Nous avons relevé déjà cette même disposition sur certains cerveaux inférieurs (ceux des idiots Bul.. et Michel, voy. p. 106 et 107): elle constitue évidemment une irrégularité ; mais, tandis que chez ces derniers elle se produit au détriment de l'organe et en traduit l'imperfection, il faut la tenir chez Gambetta pour un perfectionnement, déterminé par l'extension en surface du manteau dans la région frontale. Nouvel exemple de la signification entièrement différente que peut affecter, suivant les cas, un caractère en apparence semblable. Dans le cas des idiots, il s'agit de communications irrégulières entre les circonvolutions principales, coïncidant avec l'atrophie de ces dernières, et leur enlevant une grande partie de leur indépendance. Chez Gambetta, où ces communications accompagnent des plis principaux d'un très beau développement, l'existence de cette interruption du trajet des circonvolutions ne peut avoir pour résultat que de leur donner plus d'extension superficielle, par suite d'un plissement d'ensemble dans le sens antéro-postérieur.

Au cap enfin succède une portion orbitaire large et peu flexueuse qui, dès son origine, envoie à F^2 une double anastomose : la première se fusionne bientôt avec le pli anastomotique provenant de la branche antérieure du cap ; une incisure étoilée l'en sépare en dehors. Après s'être incurvée derrière l'extrémité postérieure de la branche externe du sillon en H, ici confondue avec le sillon orbitaire externe, F^3 prend place sur le lobule orbitaire.

On retrouve, sur les deux hémisphères de Gambetta, des vestiges très évidents du sillon rostral et de la branche infléchie du sillon courbe, comme toujours dans l'épaisseur de F^2, dont ils déterminent la décomposition partielle en deux plis longitudinaux.

Des observations que nous avons réunies et que l'on vient de lire, se dégage, en résumé, avec une entière évidence, l'étroite corrélation qui, dans un même groupe humain, subordonne le développement de la mémoire motrice des mots à celui de la circonvolution de Broca. Cette conclusion est pleinement confirmée par l'examen des faits, encore plus nombreux, qu'a de son côté recueillis Rüdinger. Dans l'excellent travail auquel nous avons eu si souvent recours, ce savant anatomiste mentionne une vingtaine de cerveaux d'hommes distingués, précieuse collection formée par Bischoff et par lui à l'Institut anatomique de Munich. L'étude comparative de ces cerveaux, de même que celle des nôtres, montre que les variations individuelles des circonvolutions cérébrales sont, en somme, plus nombreuses et plus étendues chez les hommes très intelligents que chez ceux qui le sont peu. Il en est surtout ainsi pour la troisième frontale, dont la morphologie n'est pas seulement plus variable chez les individus de la première catégorie, mais est aussi plus complexe. Chez eux, cette circonvolution est très développée, d'un côté surtout, tandis que dans la catégorie la moins favorisée elle revêt à l'ordinaire des formes simples, à gauche comme à droite. Sans doute, les dispositions individuelles qu'elle présente sur le cerveau des hommes d'une intelligence remarquable peuvent bien se rencontrer aussi sur des cerveaux vulgaires, mais elles y demeurent à l'état de très rares exceptions. Moins étendue en général sur ceux-ci, la circonvolution de Broca offre sur ceux-là plus d'inflexions, des anfractuosités secondaires et tertiaires plus nombreuses. Chez les intellectuels, la circonvolution du côté gauche est très fréquemment beaucoup plus développée que celle du côté droit ; chez les individus mal doués, la symétrie entre les deux côtés, sinon quant à la forme, du moins quant aux dimensions du pli, est au contraire la règle, l'asymétrie est l'exception.

Nous renvoyons au mémoire de Rüdinger et aux belles planches qui l'accompagnent ceux qui voudront se faire une idée du développement atteint, sur quelques-uns des cerveaux de la collection de Munich, par le centre de Broca. On remarquera tout particulièrement l'énorme volume et le riche plissement superficiel du pied de la circonvolution gauche chez le juriste Wülfert (1), personnage remarquable, entre autres qualités, par un grand talent oratoire. La circonvolution se montre de même (quoique à un moindre degré) plus forte et d'un dessin plus complexe à gauche qu'à droite, surtout au niveau du pied, chez le philosophe Johann Huber (2), homme d'un grand savoir, très versé dans l'histoire de la philosophie et dans l'étude des sciences naturelles, écrivain fécond et dialecticien réputé. Pied au contraire extrêmement réduit et circonvolution très simple à gauche, beaucoup plus développée à droite dans toutes ses parties, sur le cerveau de l'anatomo-pathologiste Buhl (3), professeur dont la parole était claire et facile, mais qui était gaucher ou du moins ambidextre. Rüdinger signale encore la prédominance du segment initial du pli de Broca chez les personnages suivants : Bischoff le père, les physiologistes Döllinger et Harless, Tiedemann, l'avocat Harter, l'historien Fallmerayer. Sur quinze hommes distingués, il a trouvé la branche antérieure de Sylvius double sept fois et triple huit fois du côté gauche.

A ces faits nous pourrions en ajouter quelques autres publiés de divers côtés, et montrant pareillement la complexité morphologique de la circonvolution de Broca sur des cerveaux d'hommes éminents ou distingués : par exemple sur ceux, décrits et figurés par R. Wagner (4), de plusieurs savants, parmi lesquels l'illustre

(1) Pl. V, fig. 1 et 2 du mémoire de Rüdinger.
(2) Pl. V, fig. 3 et 4.
(3) Pl. V, fig. 5 et 6.
(4) *Vorstudien*, etc., 1er mémoire, 1860.

géomètre Gauss. Comparé avec le cerveau de Gauss, le cerveau d'un artisan du nom de Krebs présentait des circonvolutions beaucoup moins compliquées; vu de profil, il était notablement plus étroit dans la région frontale. Les circonvolutions frontales étaient également inférieures en développement à celles de Gauss, bien que les lobes antérieurs fussent volumineux, chez un autre mathématicien célèbre, le professeur de Morgan, dont le cerveau est en la possession de Charlton Bastian (1).

Nous croyons inutile d'insister davantage. Ce que nous nous proposions de rechercher, à savoir le rapport existant entre le développement de la fonction et celui de l'organe, nous paraît suffisamment établi par les faits qui précèdent. Ces faits constituent, en définitive, pour l'une des plus importantes localisations cérébrales, une démonstration fondée tout entière sur la morphologie.

(1) Le Cerveau et la Pensée, t. II, p. 48.

CONCLUSIONS

Parvenu au terme de ce travail, nous résumerons brièvement, sous forme de conclusions, les points principaux qu'il nous a permis de mettre tour à tour en lumière :

1° La circonvolution de Broca se prolonge sur le lobule orbitaire. Elle s'y termine en se réunissant aux autres circonvolutions frontales en un point de convergence commun, le *pôle frontal*, situé à l'extrémité postérieure du sillon olfactif;

2° Le type cérébral primitif des Primates est un type à *deux*, et non à trois étages frontaux ;

3° La circonvolution de Broca n'apparaît qu'à partir des Anthropoïdes, en même temps que la branche horizontale antérieure de Sylvius. Elle se forme par dédoublement du second étage frontal primitif;

4° Cette circonvolution constitue, chez les anthropoïdes et chez l'homme, une *quatrième circonvolution frontale*. La seconde frontale des auteurs classiques comprend, en réalité, deux circonvolutions;

5° Le développement de la circonvolution de Broca chez le fœtus en reproduit le développement dans la série. — La circonvolution *du côté droit* est presque toujours plus précoce ;

6° Chez les microcéphales, le centre de la mémoire motrice des mots est ou absent (1er type) ; ou rudimentaire comme chez les anthropoïdes (2e type); ou constitué, à la complication près, comme chez l'individu normal (3e type). — Presque toujours chez les idiots, les imbéciles, les sourds-muets, souvent dans les races inférieures, le centre en question est plus ou moins atrophié, rudimentaire ou arrêté dans son développement ;

7° Chez les intellectuels, la complexité morphologique du centre de Broca est, d'une façon générale, corrélative à la puissance de la fonction.

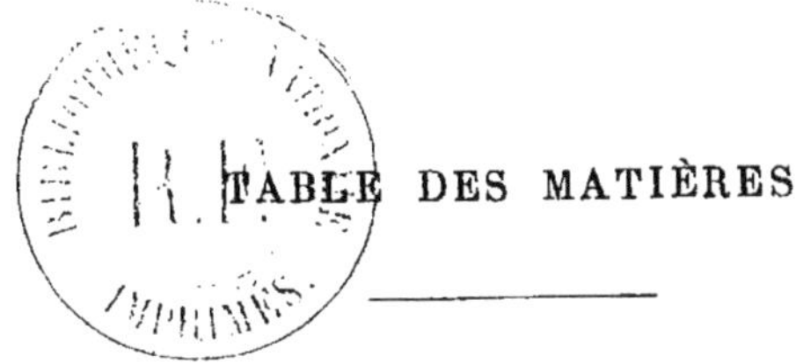

TABLE DES MATIÈRES

Paris. — Typographie de A. Parent, A. Davy, successeur,
52, rue Madame et rue Corneille, 3.

EXPLICATION DES PLANCHES

Sur les figures ci-jointes, la circonvolution de Broca est teintée en rouge dans sa totalité. La teinte plus foncée correspond à la région du *pied* (centre de la mémoire motrice des mots).

Les deux sillons tracés en rouge sont le sillon rostral et la branche infléchie du sillon courbe frontal.

Fig. 1. Cynocéphale papion

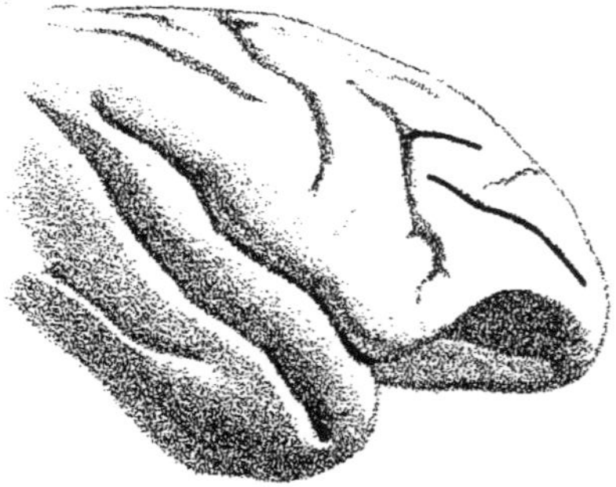

Fig. 2. Gibbon cendré

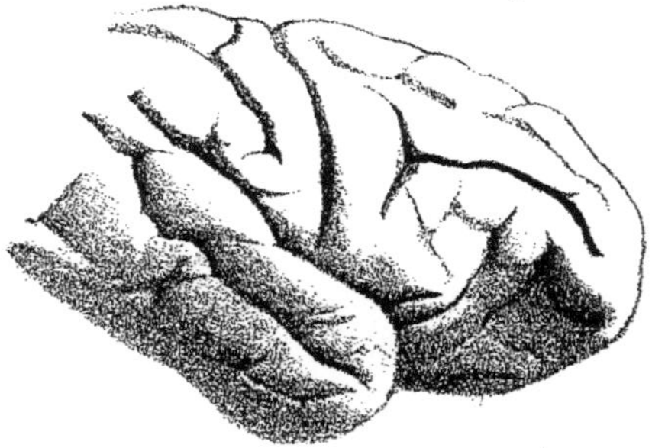

Fig. 3. Gorille

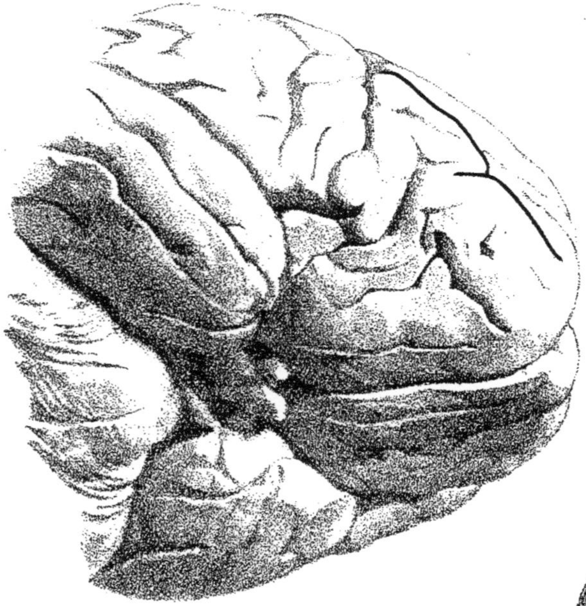

Fig. 4. Orang-outang

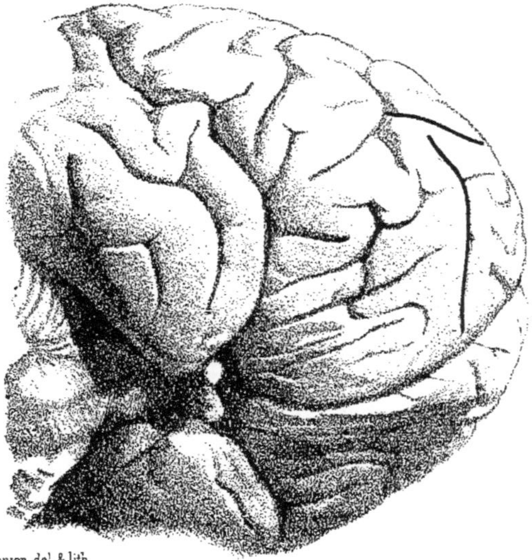

Fig. 5. Orang-outang

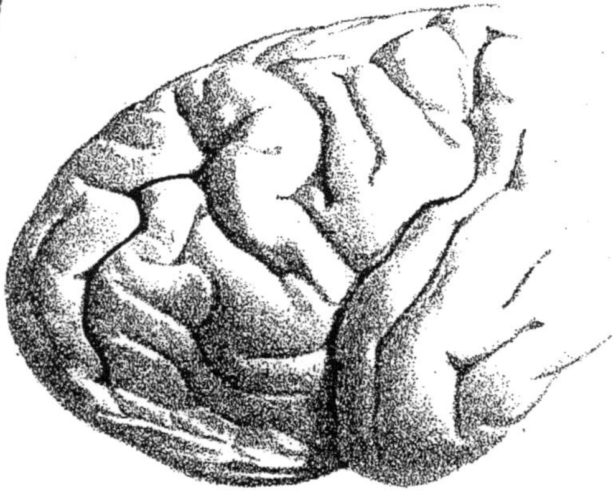

LA CIRCONVOLUTION DE BROCA

Ed. Cuyer del. & lith.

A. Delahaye & E. Lecrosnier, Editeurs.

Imp. J. & A. Lemercier, Paris.

Fig. 3
Fig.

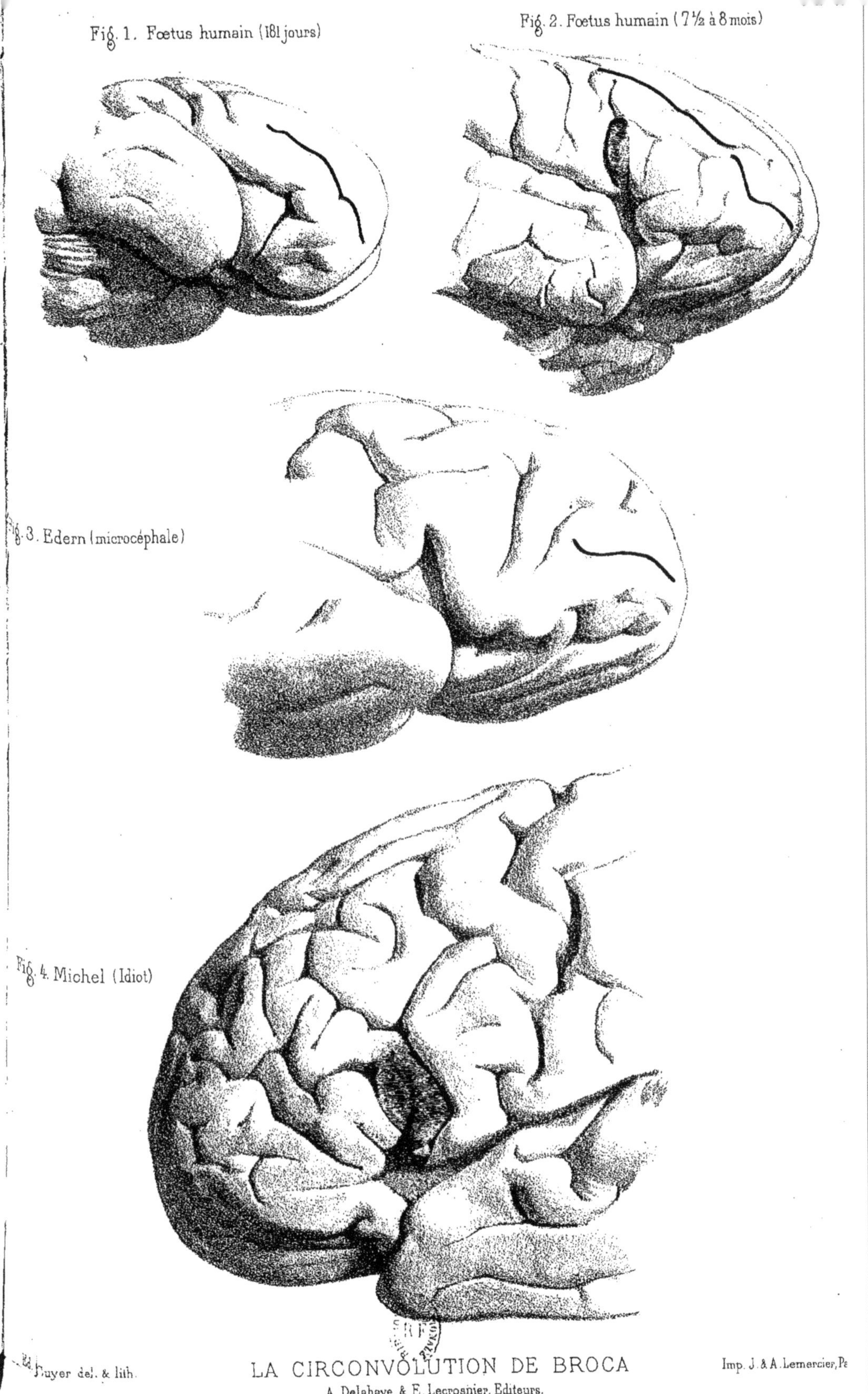

Ed. Duyer del. & lith.

LA CIRCONVOLUTION DE BROCA

Imp. J. & A. Lemercier, Pa

A. Delahaye & E. Lecrosnier, Editeurs.

Fig. 1. Esquimau

Fig. 2. Nègre d'Egypte

PL.

LA CIRCONVOLUTION DE BROCA

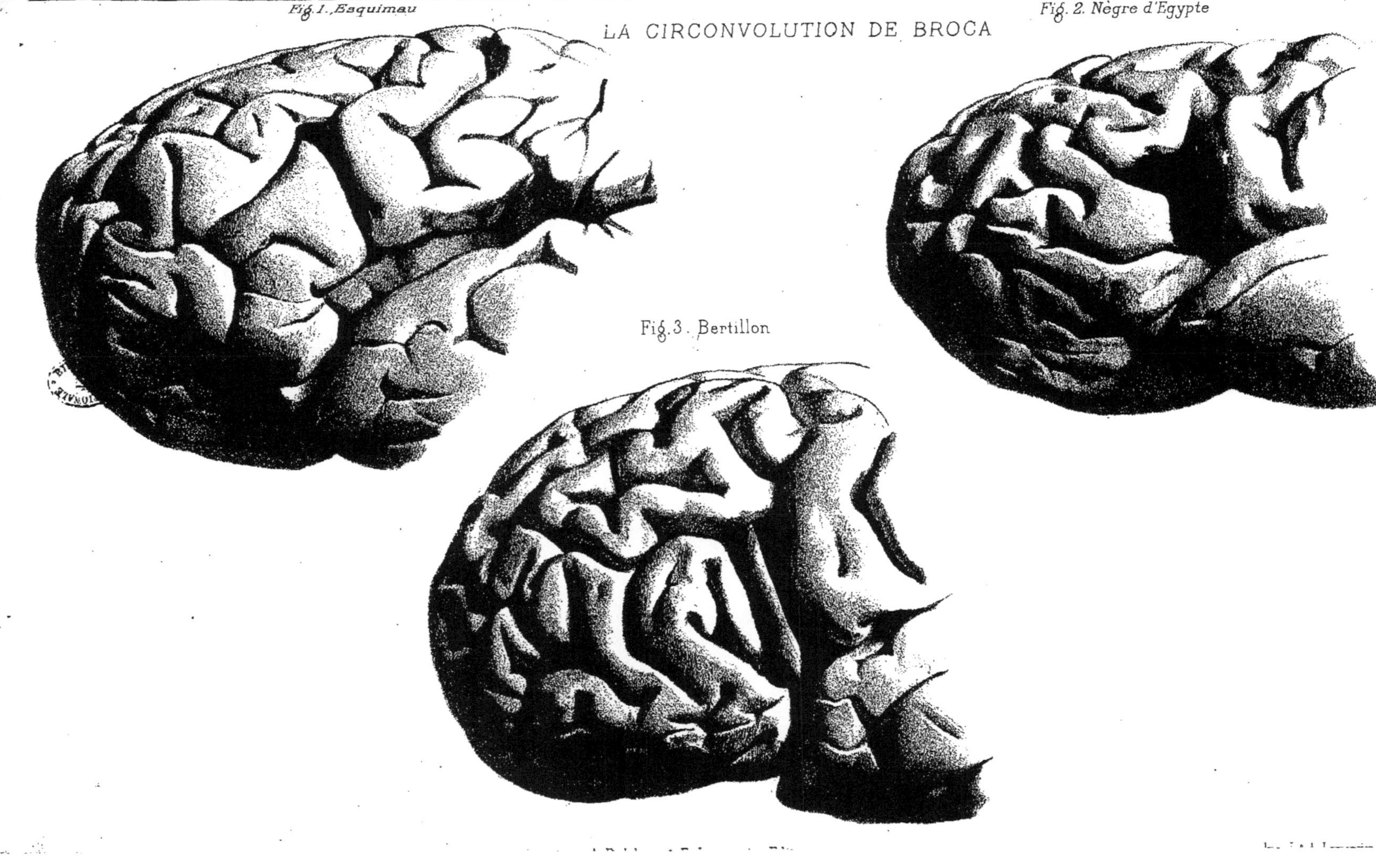

Fig. 1. Esquimau

Fig. 2. Nègre d'Egypte

Fig. 3. Bertillon

Fig. 1.

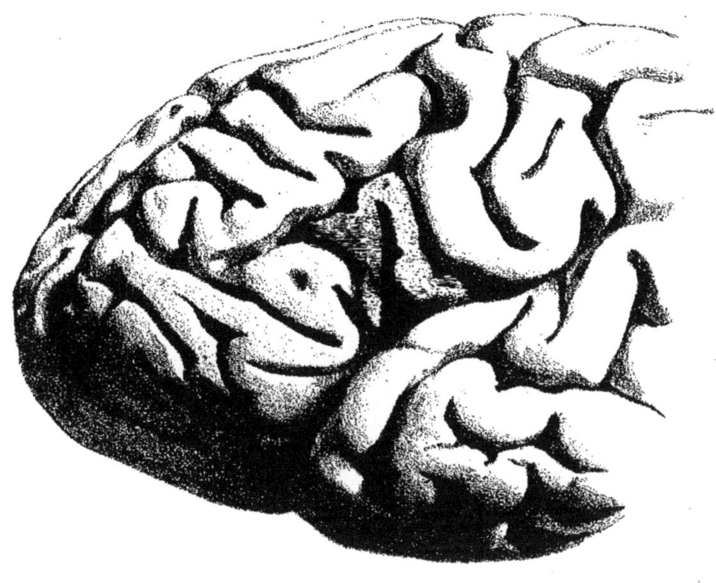

Fig. 2.

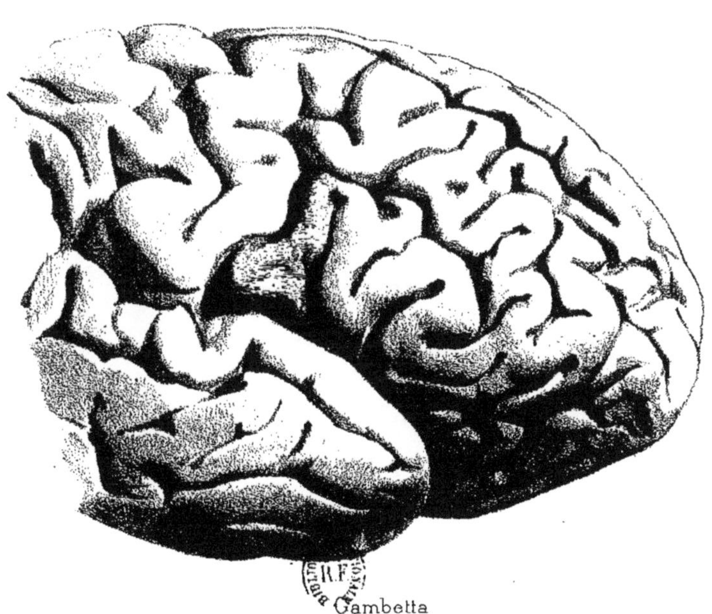

Gambetta

LA CIRCONVOLUTION DE BROCA

Cuyer del. & lith. A. Delahaye & E. Lecrosnier, Editeurs. Imp. J. & A. Lemercier, Paris

Paris. — Typ. A. PARENT, A. DAVY succ., imp. de la Faculté de médecine, 52, rue Madame et rue Corneille, 3

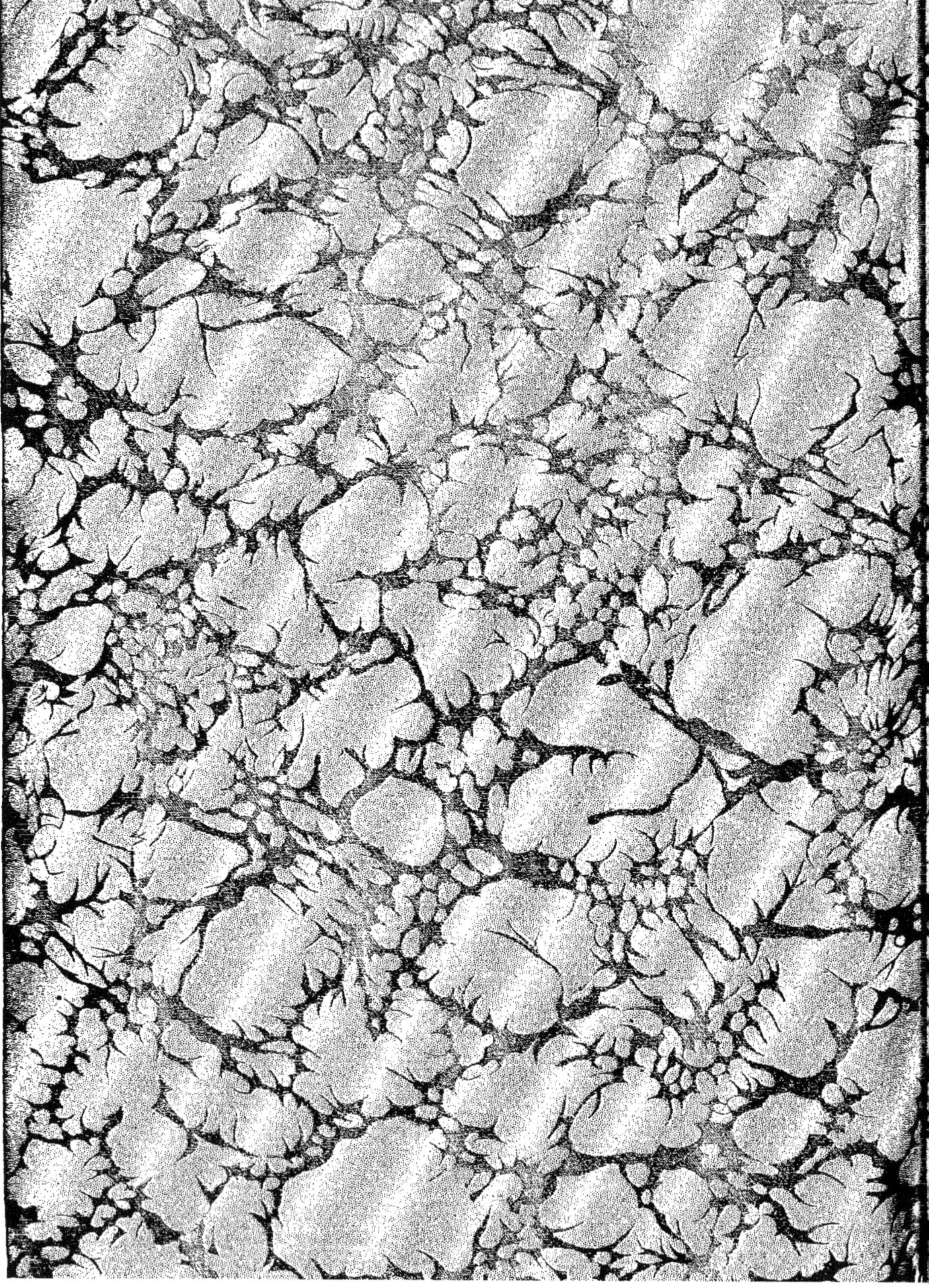

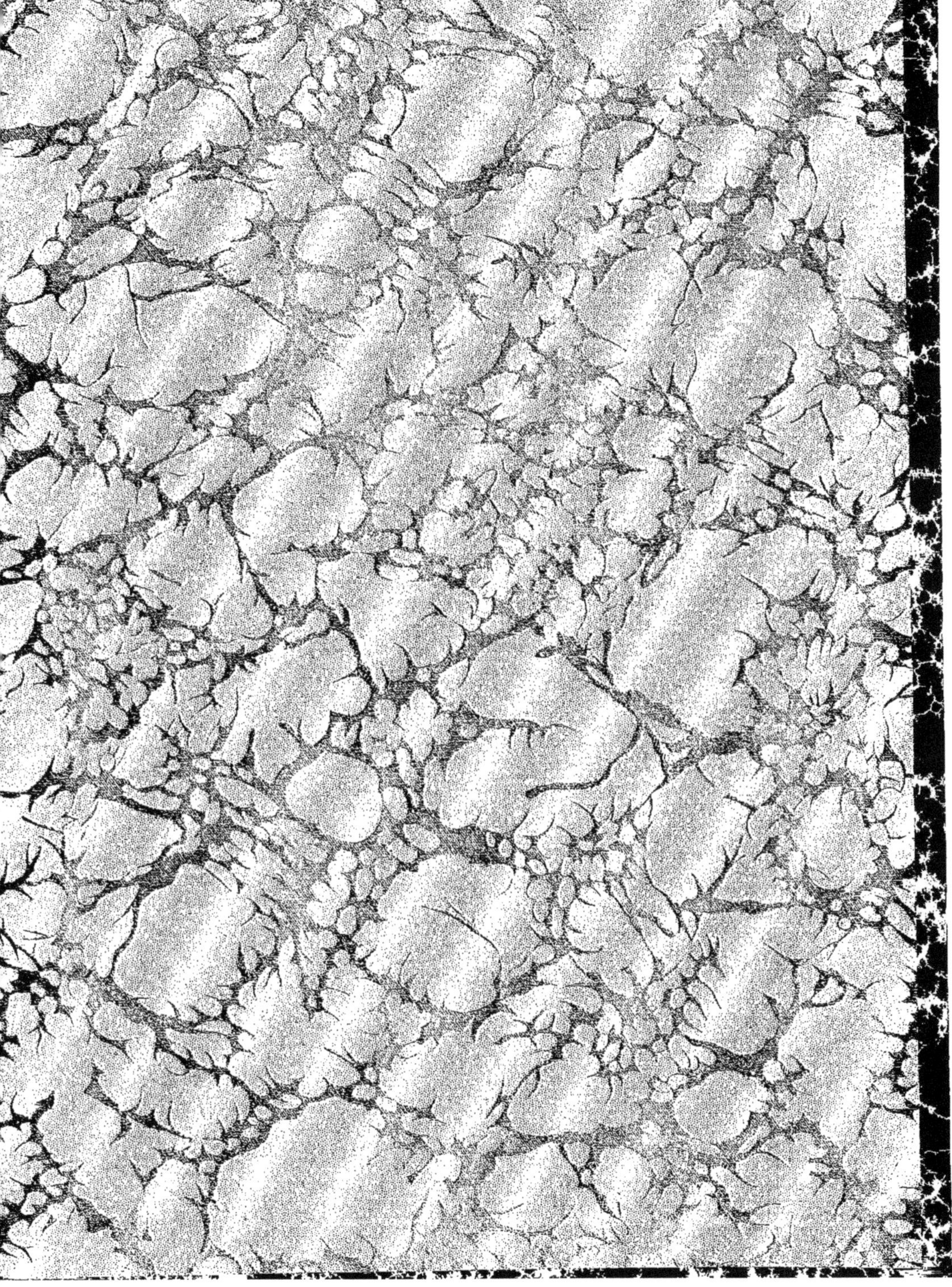

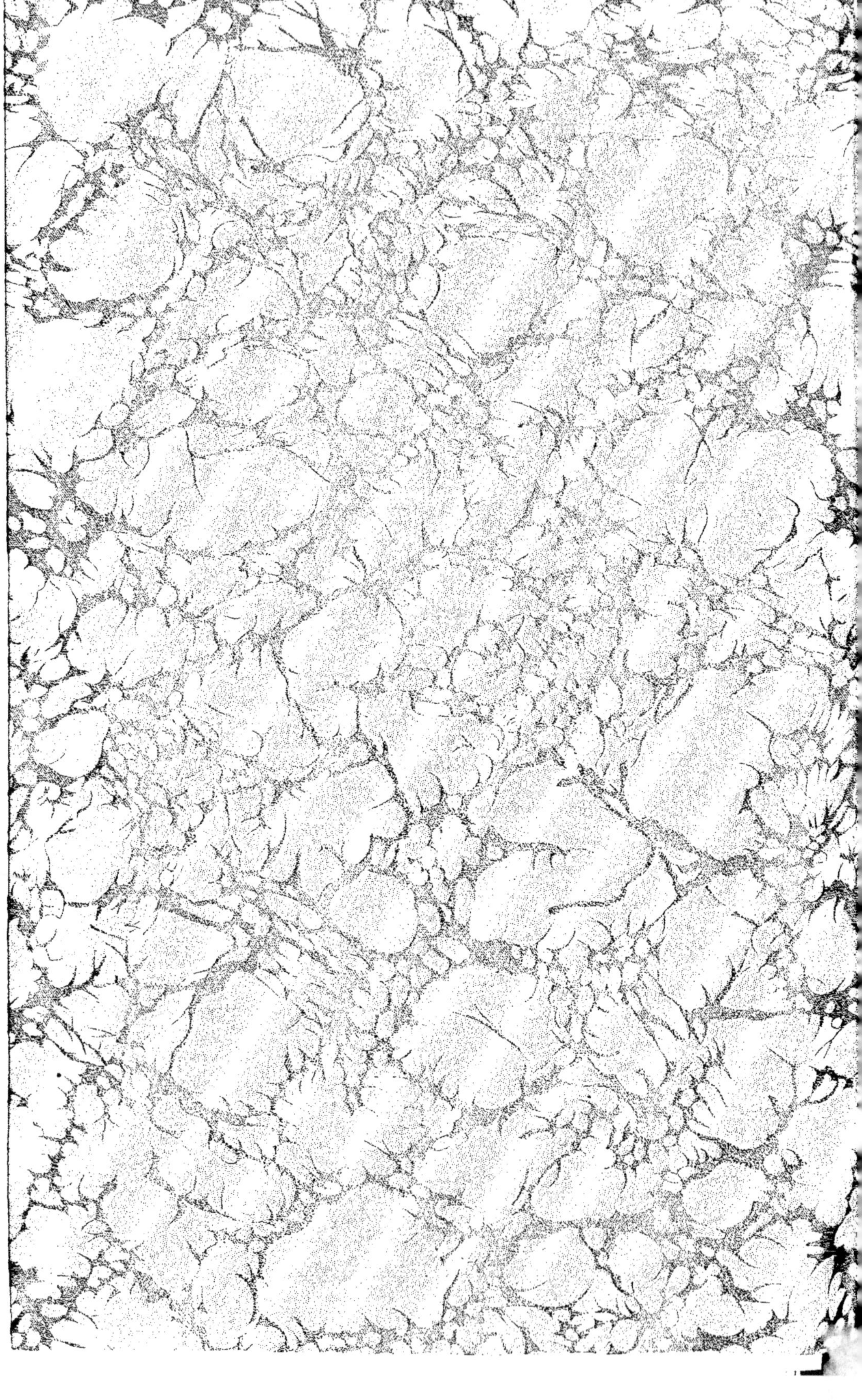

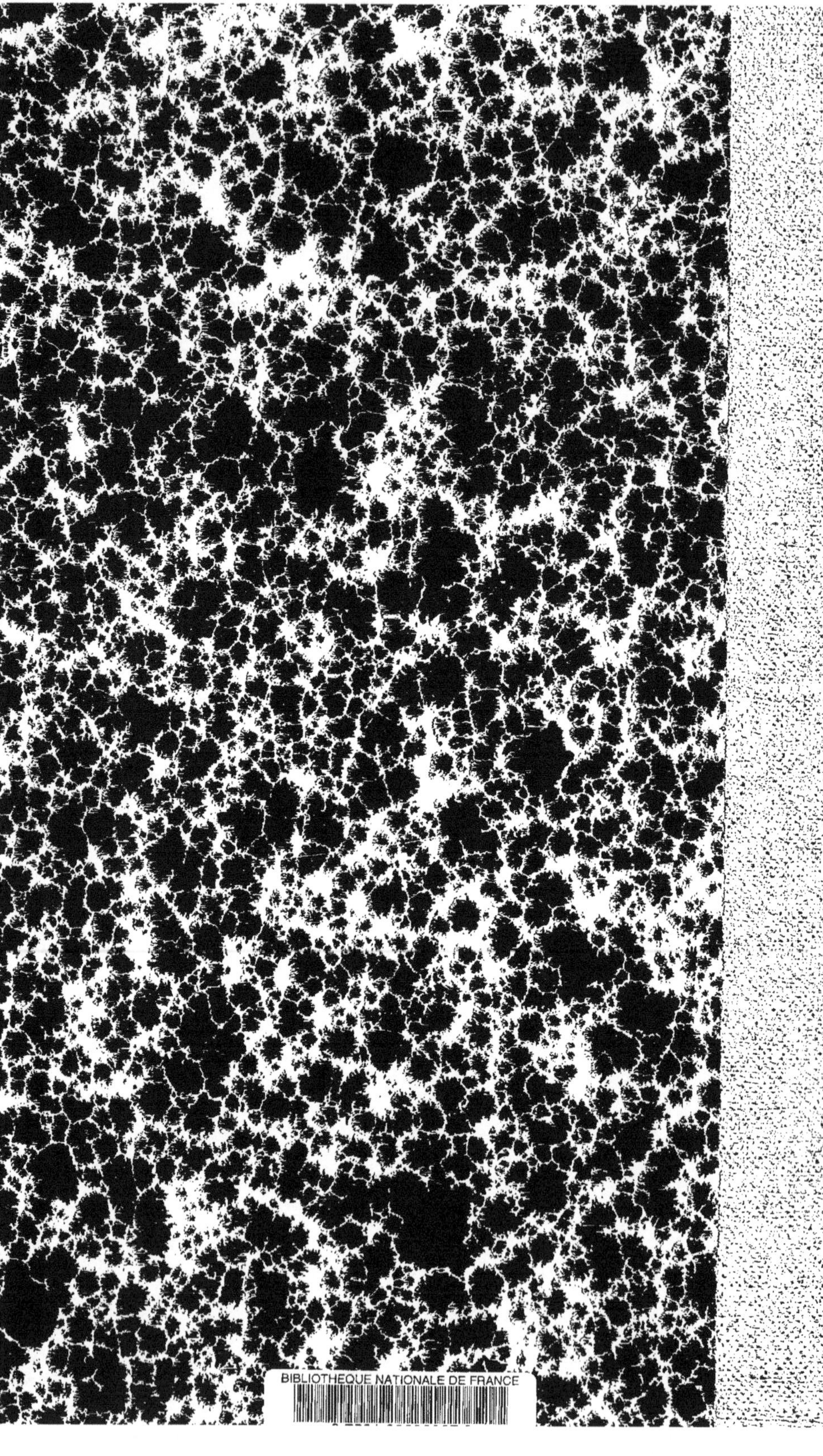

www.ingramcontent.com/pod-product-compliance
Ingram Content Group UK Ltd.
Pitfield, Milton Keynes, MK11 3LW, UK
UKHW020124200726
13856UKWH00002B/725